脳から見たリハビリ治療

脳卒中の麻痺を治す新しいリハビリの考え方

久保田競
宮井一郎　編著

ブルーバックス

カバー装幀／芦澤泰偉・児崎雅淑
カバーイラスト／石川哲司
本文図版／さくら工芸社

はじめに――リハビリテーション医学に革命が起こっている

脳梗塞《のうこうそく》や脳出血で脳にダメージを受け、手足に麻痺《まひ》が起きても、適切なリハビリテーションをおこなえば、脳に新しい神経回路ができて、手足はまた動かせるようになります。最近の脳研究で、そのメカニズムがはっきりとわかってきました。

リハビリテーションによって脳に新しい神経回路ができるのは、脳に可塑性《かそせい》（状況に応じて役割を柔軟に変えるという性質）があるからです。アメリカの神経生理学者ランドルフ・J・ヌード博士は、一九九六年、リスザルを使った実験でそれを実証しました。

ヌード博士は、リスザルの脳の一部を人工的に脳梗塞の状態にし、片側の手の指に麻痺を起こしました。そして、麻痺した指を動かさざるをえなくなるような強力な訓練をさせました。すると、指の機能が回復したのです。

脳梗塞の状態にした場所は、脳のなかの一次運動野とよばれる領域のうち、指を動かす部分です。この人工的な梗塞によって、指を動かす指令を発する神経細胞は死にます。ところが、訓練をさせるうちに、一次運動野の手指をつかさどる領域のとなりにある、通常は手首を動かす指令を発する神経細胞が、指を動かす指令をも発するように変わったのです。

これは、脳の研究者のだれもが予想しなかった変化が脳に起こっているという大発見でした。脳は非常に柔軟にできていて、麻痺した筋肉を動かすことでそれが治療になること、その背景には脳の運動学習のメカニズムが潜んでいることがわかったのです。

すぐに脳梗塞患者への応用が研究され、数年後には、新しい有効な治療法が開発されました。いまや、なぜ麻痺がよくなるかのメカニズムは、実験動物だけでなくヒトでもたいへんよく研究され、新しい治療法が次々と報告されるようになっています。

麻痺した筋肉を訓練して動かせば機能が回復する場合のあることは、一九世紀末から経験的に知られていました。しかし、ヌード博士の研究によって、それが単に機能がもとに戻るのではなく、新たな神経回路ができる、新しい運動の学習であることがはっきりしたのです。

この脳内メカニズムが科学的に明らかになったことは、リハビリテーション医学において大きな意義があります。神経生理学の基礎研究から生まれた、まさにリハビリテーション医学の革命的事件です。

編者の一人、久保田競は二〇〇三年夏、「運動前皮質（運動前野）とリハビリテーション」という国際シンポジウムを、日本神経科学会でおこないました。本書は、ヌード博士と宮井一郎（編者）も参加したそのシンポジウムで語られたことをもとに、脳から見たリハビリテーション治療について、やさしく、わかりやすく伝えるものです。

リハビリテーション（rehabilitation）とは元来、re ＝ again（ふたたび）、habilitate ＝ to make able（可能にする）という意味です。健常な行動のできない人を訓練して、筋肉を動かすことにより、失った機能を再学習させ、人間らしく生きる権利を回復させる、と考えられてきました。しかし、いまやそれは「失った機能の再学習」ではなく、「新しく神経回路をつくる運動技能学習」なのです。

第1章では、スーパーマンを演じたアメリカ人俳優クリストファー・リーブを取り上げ、落馬事故で四肢麻痺に陥った彼の手足が、懸命のリハビリテーションによって動くようになるまでの経過を紹介し、リハビリテーションとは何かを理解してもらいます。

第2章では、片麻痺《かたまひ》患者が歩けるようになるとき、脳の運動前野が働くようになることを発見した編者の一人、宮井一郎が脳卒中とリハビリテーションについて説明します。運動麻痺が起こる脳のメカニズム、機能回復にともなって起こる脳の変化、そして脳の変化から考えられる有効なリハビリテーションの方法などについて触れます。

第3章では、前述の衝撃的な発見をしたヌード博士自身が、ダメージを受けて脳の働きが低下した場合、リハビリテーションによって脳にどんな変化が起こるかを、サルでの実験をもとにわかりやすく説明します。

第4章では、リハビリテーション病院でのリハビリテーション治療の実際を紹介します。とくに、脳のことを考えた治療の努力をしている例を紹介します。

第5章では、よいリハビリテーション治療を受けるには、どんな病院がよいかを簡単に述べます。

本書が広く読まれ、脳とリハビリテーションの関係が一般常識となるほど知られ、脳のダメージの治療に役立てば幸いです。

また、脳とリハビリテーションに興味をもたれ、この分野の治療者、訓練者、研究者が増えることを大いに期待します。リハビリテーション医学の革命を成功させるには、若くて有能なみなさんの力がぜひ必要なのです。

二〇〇五年一一月

久保田　競
宮井　一郎

脳から見たリハビリ治療　目次

3・3 脳卒中からの機能回復

第5章 どんな病院で治療を受けるのがよいか〈久保田競〉…185

第1章

リハビリのスーパーマン
クリストファー・リーブ

久保田　競

突然の死

二〇〇四年秋、筆者が毎年出席している北米神経科学会のための準備に忙殺されていたところ、俳優のクリストファー・リーブが心不全で死んだ、というニュースが報じられました。五二歳でした。

「エ、エッ！　本当？」というのが筆者の素直な反応で、すぐには信じられませんでした。一日に四〜五時間もリハビリテーション訓練のできる彼が、心不全で死ぬわけがありません。

死の翌日に夫人のデイナさんが発表した声明文によると、亡くなる一週間前に床ずれができて、重篤な全身の感染症が発生したということです。死の二日前に近くの病院に入院しましたが、意識を失って昏睡状態となり、そのまま亡くなったそうです。直接の死因は心不全でしたが、全身の感染症が命取りとなりました。

クリストファー・リーブは、アメリカ映画『スーパーマン』（一九七八年）で主人公を演じた俳優です。惑星クリプトンからやってきた異星人で、メトロポリス市の市民としての名はクラーク・ケント。「デイリー・プラネット」紙の記者として働きながら、真実と正義をつらぬくために戦っている——。

そんなアメリカ的ヒーローを演じて人気を博したリーブが、不幸な落馬事故に遭遇して手足の自由を奪われたのは、いまから一〇年ほど前のことでした。

落馬事故で四肢麻痺

一九九五年五月のアメリカ戦没者追悼記念日、いわゆるメモリアル・デイにあたる最終月曜日、バージニア州カルペパーで開かれた馬術競技大会に、愛馬を連れてリーブは参加しました。当時四二歳。身長一九二センチメートル、体重九六・七キログラムでした。

乗っていた愛馬のバックが障害を飛び越そうとしたそのとき、急にブレーキがかかり馬はストップ。馬具は抜け落ち、リーブはフェンスの上にまっ逆さまに墜落しました。手に手綱がからまっていたそうです。

「息ができない」と言って、リーブは意識を失いました。呼吸停止から三分後、救急隊が駆けつけ、頭部を固定、マスクをつけて酸素吸入しながらカルペパーの小病院へ運びました。そこから医師とともに、ヘリコプターでバージニア大学付属病院の集中治療室へ。意識が回復したのは、事故後五日目でした。

第一頸椎《けいつい》と第二頸椎に骨折があり、一〇日目に頸椎と頭部をチタン線でつなぐ手術がおこなわれました。ヘルメットをかぶっていたので頭部の骨折はなく、脳の損傷はありませんでした。

麻酔からさめて、首を一センチメートルほど左右に振ること、肩を少し上げることだけができました。首から下は、そういった動作をする僧帽筋や胸鎖乳突筋を少し動かせただけで、触覚や痛覚などの感覚はまったくなかったのです。僧帽筋や胸鎖乳突筋を支配する第一一脳神経（副神経）は、延髄から出ているので、延髄直下で脊髄が完全に切断されても、肩を少し持ち上げたり、頸を左右に少し動かすことはできるのです。

リーブの脊髄は完全に切断されていると、事故直後、医師は臨床的に診断していました。しかし事故後一年で臀部の皮膚感覚が出てきているし、リーブ自身はブラウンセカール症候群（脊髄の半側が切断されて、切断側で切断された場所より下の部分で筋力が低下して触覚が悪くなり、反対側で痛覚がなくなる症状）があるとも言っているので、完全麻痺《まひ》に近い不完全脊髄損傷であったと考えられます。

車椅子のヒーロー

「不可能なものはない（Nothing is impossible.）」というのがリーブの信念でした。しかし、そんな彼でも、事故の直後は自殺を考えたそうです。

「少なくとも二年間は待って！　二年後も同じ考えだったら、そうさせてあげる」

夫人のデイナはそう言って励ましました。

そして、三人の子供が病室へ来てくれて、顔を見たとき、リーブは生きる決心をしました。三人が、自分に生きてほしいと願っていることを感じ取ったのです。

さっそく、復帰への努力が始まりました。

アメリカには、リハビリテーション治療を受けている患者のデータベースがあり、患者の医療データはすべて登録されています。二〇〇四年のアメリカ医師会誌によれば、最近一〇年間の患者総数は一二万人で、そのうち四肢麻痺患者は一〇〇〇人。さらにそのなかで頸椎を含む脊髄損傷によるのは三〇〇人弱で、内訳は、完全麻痺が三〇人、リーブのような不完全麻痺が二五〇人ということです。

「あなたは何も変わっていないわ、愛してる（You're still you, and I love you.）」

ベッドサイドでデイナ夫人の言った言葉に呼応して、一九九八年、リーブは『STILL ME』（邦訳『車椅子のヒーロー』徳間書店）を出版しました。この本には事故直後のことが書かれています。引き続き、二〇〇一年までの生活のことを『Nothing Is Impossible』（邦訳『あなたは生きているだけで意味がある』PHP研究所）に書いて出版しました。これから紹介する彼のリハビリテーションの記録は医学論文には発表されていないため、おもにこの二冊の本（英語版）から筆者がまとめたものです。

リハビリテーション開始

事故直後の入院中には、貧血、肺炎、感染症、床ずれなどが次々と起こっていましたが、半年後には症状が落ちつき、退院しました。そして、自宅でのリハビリテーションを始めたのです。

しかし、このときは、医師を含めてまわりのだれひとりとして、リーブが歩けるようになるとは思っていませんでした。当時、彼には人工呼吸器が必要で、ひとりでは食べられない、トイレに行けない、顔も洗えないといった状態だったのです。

毎日、理学療法士が来て、リーブを車椅子に移して大部屋へ連れていきました。三〇分以内という制限で来訪者に会ったり、家族に手紙を読んでもらったりしました。

彼を車椅子に乗せるには、まず頭部を固定し、胴体のまわりにテープをまき、移動台に固定しなければなりません。このため、四人の看護師が必要で、つねに血圧を監視しながらおこないます。血圧が下がってショック状態になることもしばしばで、そんなときは中断せざるをえませんでした。

また、食べることさえ生死を賭けた闘いでした。ふつうは肺に食べ物が入ろうとすれば咳が出て反射で吐き出されますが、それがありません。肺のほうへ飲み込まないように、慎重に嚥下《えんげ》(飲食物の飲み込み)の訓練が続けられました。

本格的なリハビリテーション

事故から二年経って、リーブは生きる意欲をかなり取り戻しました。自宅を車椅子で移動できるように改造し、さらに本格的なリハビリテーションを開始したのです。

まずは、頸椎での脊髄損傷による四肢麻痺の治療を積極的におこなってくれる理学療法士を雇いました。この治療が必ずしも絶望的なものではなく、治療による回復が可能かどうかを調べるテストケースと考えてくれる理学療法士を探し出したのです。

はじめは、リーブのように上部の頸椎ではなく、下部の腰椎での脊髄損傷患者に実施されている治療をおこないました。機能的電気刺激法（ＦＥＳ：functional electrical stimulation）は、筋の萎縮を防ぎ、血液循環をよくするためのものです。電極を縫いこんだパンツをはいて、電気刺激で筋肉群を収縮させる簡単なもので、刺激筋は順々に変えていきます。

ほかには、エアロバイクにまたがって機能的電気刺激をしてもらう刺激バイク乗り（FES bicycle）です。これも血液循環をよくするためのもので、電極つきパンツをはいて、両手でハンドルを握らせてもらい、バイクのペダルに両足を乗せ、パンツにつけた電極で大腿四頭筋と大腿屈筋（ハムストリング筋）を刺激して踏んだペダルを回転させます。最初は一分間に四〜五回転で数分間がやっとでしたが、やがて三〇分も回し続けられるようになりました。

さらに、台立ちもおこないました。足でからだを支え、骨密度を増すためのものです。膝、腰、胸を紐で板に留め、立位をとらせます。こうすれば、バランスさえとれれば直立することができます。これは三週間の訓練で直立できるようになりました。

これらのリハビリテーションに用いた装置は市販されておらず、高価なものでした。メーカーがリーブに協力したおかげで、治療を続けることができたのです。

訓練で、事故直後から少しだけ動かすことができた頸と肩の運動は改善されていきました。ですが、四肢が思い通りに動かせるようになるのがいつになるかは、見通しはたちませんでした。

指が動いた!

二〇〇〇年一一月のある日の午後、リーブはデイナ夫人と二人で事務室の肘掛けイスに座り、なにやら話し込んでいました。会話の内容は忘れてしまったとのことですが、何かを強く言うためにしゃべっていたそうです。

腕は肘掛けの上にありました。そのとき、デイナ夫人が、リーブの左手の指が動いていることに気づいたのです。彼女がリーブに、指を動かしたのかどうか聞くと、リーブは違うと答えます。

「そう、じゃ、試してみて」

夫人の声に、万全を期すため少し時間をおいてから、

「動け!」

というかけ声とともに、彼はトライしました。

するとどうでしょう。ひとさし指の第一関節の先が上下に動き、一定のリズムで肘掛けを叩いたのです。二人は、信じられない気持ちで見ていました。そして何回かくり返したあと、「止まれ！」と念じたら、その動きは止まったのです。

感動的なシーンです。いつかは動くかもしれないという期待があっても、動くはずがないという生理学の知識は彼ももっていました。しかし、指は動いたのです！

何が起こったのか

左手のひとさし指が動くためには、右大脳半球の一次運動野の手指を動かす神経細胞（ニューロン）からの命令が、錐体路《すいたいろ》というルートを下降して、第一胸髄《きょうずい》というところにある運動神経細胞（モーター・ニューロン）にまでつながらなくてはなりません。

頸椎のダメージによって脊髄が切断されたリーブの場合、刺激バイク乗りなどのリハビリテーションによって手や足を動かしていたことで、関連する皮膚、関節、筋肉などの受容器が刺激され、わずかに残った脊髄のなんらかの伝達経路を復活させ、一次運動野の手指を動かす神経細胞を刺激して働かせたのでしょう。たとえ受動的に四肢を動かされていただけでも、四肢の随意運動を回復させるためのリハビリテーションに役立っていたに違いないのです。

なお、ラットなどの齧歯《げっし》類では、胸髄や腰髄《ようずい》で脊髄が完全に切断されても、一次運動野にある神経細胞の軸索《じくさく》が下降していって運動機能が回復することが知られていますが、ヒトでそんなことが起こったという報告はありません。完全脊髄損傷で麻痺が回復した例は、いまのところないのです。ですから、リーブの脊髄損傷は、ほとんど完全に近いものの、やはり不完全損傷であったと考えられます。

MRIによる証明

リーブの脳の一次運動野からでた命令が、神経の伝達路がつながって、手の指を動かしていることを確かめる機会がすぐにやってきました。

二〇〇〇年一一月の第一週に、ルイジアナ州ニューオーリンズで北米神経科学会の年次大会があり、そこでのシンポジウム「脊髄損傷後の機能回復」で、リーブは基調講演をしました。このシンポジウムには筆者も出席しており、リーブの姿を間近で見たのを覚えています。

このシンポジウムの折、リーブは旧知の医師に会い、最近は感染症を起こしていないこと、呼吸器を使わなくても呼吸ができるようになったこと、指が動くようになったことなどを話したあと、実際にひとさし指が動くところを見せたのです。

驚いた医師は、ＭＲＩで運動時の脳のようすを調べることを提案し、直後の一一月二〇日、セントルイスのワシントン大学でリーブのｆＭＲＩ（機能的核磁気共鳴装置）像が撮られました。

リーブは、舌を動かすこと、光がついたらすばやく親指を動かすこと、親指とほかの四指を同時に動かすこと、右手の指を動かすことなどを医師から指示され、検査は三時間におよびました。

検査結果はその日のうちに知らされ、やはり右脳の一次運動野が働くことによって、左手の指が動いていることがはっきりしました。ただし、脊髄はほとんど損傷しているのに、どうして一次運動野からの命令が伝わったのか、経路はよくわからないままでした。

歩けた!

二〇〇一年七月一一日のこと。水中でのテストがおこなわれました。

理学療法士が彼の肩をもち、あお向けにして、背泳ぎの姿勢にしました。そのあと、ひとりで浮くことができました。彼のからだについているのは、頸部の首当てと腰につけたベルトだけです。六年前の事故のあと、初めて浮いたことになります。

そのつぎにしたことは、水中で立つことでした。ゴムの長靴を履かせてもらって、足首のまわりに二キログラムの重しをまきつけ、何人もの療法士が、立位をとれるようにからだを支えます。そこで彼は膝を曲げて、前かがみになり、からだを少し沈めます。そして、なんとか足を踏ん張って立ったのです。立つと遠くのほうがなんとよく見えることでしょう。

立つことができれば、つぎは歩くことです。療法士が、全体重を右足にかけ、そして、左足で底面を強く蹴るように言います。すると、彼の左足は五センチメートルほど前に動きました。つぎに別の療法士が、体重を左足にかけて、右足で蹴れと言います。すると、右足が前に進みました。これをくり返して八歩前進すると、気管チューブにつけたホースの長さいっぱいになったので、それ以上歩くことは断念しました。

この日のテストではっきりしたことは、水中で支えてもらえば、わずかではあるが歩けたということです。

志なかばにして

リーブが、水中とはいえ、歩けるようになったのは、リハビリテーション訓練で、歩行に役立つようにさまざまな筋肉を動かしていたからです。さらに訓練を続ければ、ひとりで、支えなしに地上で歩けるようになったかもしれません。彼のように訓練すれば、脊髄損傷の四肢麻痺であっても、新しい神経伝達路が形成され、歩けるまでに回復する可能性があるのです。ただし、訓練をどれだけ、いつまですればよいか、だれも経験したことがないので確かなことは言えませんが。

リーブが亡くなる直前、どの程度まで歩けるようになっていたのか、興味はありますが、詳しい報告がないのでよくわかりません。さらに長生きして、前人未到のリハビリテーションの可能性を開拓してほしかったと、残念に思います。

リーブは自分のリハビリテーション訓練以外に、さまざまな活動をおこなっていました。クリストファー・リーブ麻痺財団は、脳脊髄損傷治療に関連する研究の推進と障害者支援を、クリストファー&デイナ・リーブ麻痺・リソース・センターは、脊髄損傷で困っている人の援助を目的としています。また、脊髄損傷の治療には幹細胞（ＥＳ細胞）の移植が有効と考えられるので、これを進める政治活動と啓蒙活動も続けていました。まさに、スーパーマンの名に値するアメリカ人でした。

リーブ夫人は、二〇〇六年三月六日、肺ガンでなくなられました。財団とセンターの活動はずっと続いています。

クリストファー・リーブ麻痺財団（http://www.christopherreeve.org）

クリストファー&デイナ・リーブ麻痺・リソース・センター（http://www.paralysis.org）

第2章

脳卒中とリハビリテーション

宮井一郎

本章では、リハビリテーションの対象となる病気として、もっとも一般的である脳卒中について説明をします。

はじめに脳卒中とはどんな病気かを理解していただき、脳卒中とのたたかいは予防から始まり、早期治療、そしてリハビリテーションへと流れていくことを説明します。

つづいて、脳卒中から生じる中心的な障害である、運動麻痺《まひ》が起こる脳のメカニズムとその回復のしかた、機能回復を高めるためのリハビリテーションの役割を見ていきます。

そして機能回復にともなって起こる脳の変化、脳の変化から考えられる有効なリハビリテーションの方法について、解説します。とくに歩行機能の回復については、筆者らがおこなった新しい研究の成果について触れたいと思います。

2・1　脳卒中とは？

脳卒中の三つの種類

脳は、ほかの臓器（器官）と同様に血管から栄養供給を受けているため、その血管に問題が起こると脳そのものもダメージ（損傷）を受け、脳卒中が起こります。脳卒中には大きく分けて三つの種類があります（図2・1）。

いちばん多いのは、脳血管がつまってその血管が栄養を供給していた脳組織が死滅してしまう**脳梗塞**《のうこうそく》です。

血圧が高いなどの理由により血管が破れてしまい、流れ出た血のかたまりが脳組織をつぶしたり、圧迫したりする症状を**脳出血**（**脳内出血**）とよびます。

さらに**くも膜下出血**は同じ出血でも脳の表面の動脈に動脈瘤《どうみゃくりゅう》という瘤《こぶ》ができ、それが破裂して起こることが多いものです。脳の表面をおおうくも膜と、脳の表面の間に出血するので、このようによばれます。

脳卒中の症状は、ダメージを受けた部分がどのような働きをしていたかによって異なるのが特

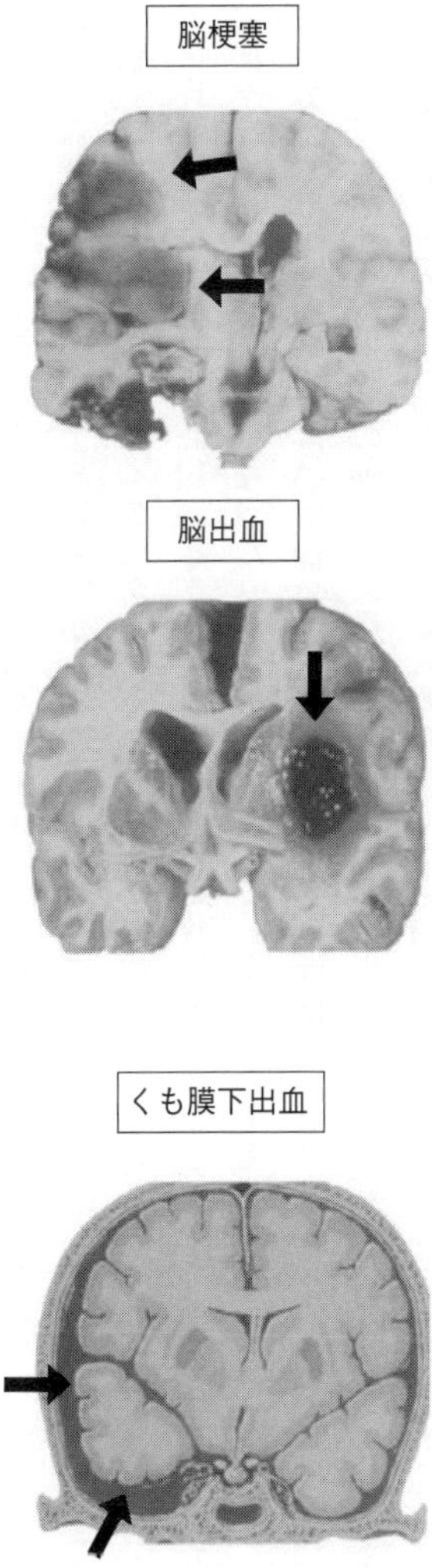

図2・1　脳卒中の種類

徴です。これはたとえば心臓の血管がつまって起こる心筋梗塞が、つまった血管の場所が違っていても症状としては同じように胸痛が生じるのと違う点です。

脳梗塞や脳出血は脳そのものにダメージを与えるために、突然手足が動きにくくなったり（とくに片側の手足の運動に問題が起こることが多いため片麻痺《かたまひ》とよばれます）、半身がしびれたり、言葉がうまくしゃべれなくなったりして気づかれることが多いのです。

一方、くも膜下出血は脳の表面に起こるので頭痛や意識障害として発症することが普通です。しかし、破裂した脳表面の動脈瘤に対して手術（出血を止めるために瘤の根元をクリップで止めるなど）をおこなったあと、一週間くらい経ってから脳血管攣縮《れんしゅく》とよばれる血管のけいれんが起こって血流がとぎれ、脳梗塞が合併して起こる場合もあります。

脳卒中の大きな社会的影響——まずは予防から

脳卒中は癌《がん》、心疾患についで日本人の死因の第三位です。脳卒中による死者数は年間約一三万人、死亡総数の一四％にあたります（平成一二年人口動態統計）。患者数としては高血圧、歯疾患、糖尿病につぐ第四位（一四七万人、平成一一年厚生省患者調査）で、国民医療費では癌につぐ第二位（二四兆円中二・〇兆円、平成一一年度国民医療費）ですが、六五歳以上の高齢者に限ると国民医療費第一位（一二兆円中一・六兆円、平成一一年度国民医療費）です。今後、全人口における高齢者の割合が増える少子高齢化社会のなかで、脳卒中の与える社会的影響はさらに増大すると考えられています。

このような問題を少しでも好転させるためにはいくつかのポイントがあります。

1・手始めに　高血圧から　治しましょう
2・糖尿病　放っておいたら　悔い残る
3・不整脈　見つかり次第　すぐ受診
4・予防には　タバコを止める　意志を持て
5・アルコール　控えめは薬　過ぎれば毒
6・高すぎる　コレステロールも　見逃すな
7・お食事の　塩分・脂肪　控えめに
8・体力に　合った運動　続けよう
9・万病の　引き金になる　太りすぎ
10・脳卒中　起きたらすぐに　病院へ

表2・1　脳卒中予防十か条

第一に脳卒中は予防可能な病気であるという点が重要です。すなわち脳卒中の発症を予防できれば、個人にとっても医療経済的な視点からも最良であることに疑問の余地はないわけです。

脳卒中は脳の血管の病気であるため、動脈硬化がその発症の大きな要因です。疫学的にもはっきりしている脳卒中発症の危険因子（ある病気や習慣をもっていると脳卒中になる確率が高まると考えられるもの）を一つでも減らすことが発症の抑制につながります。

その危険因子には高血圧、糖尿病、高脂血症などのいわゆる生活習慣病とよばれる病気や、不整脈や心筋梗塞に代表される心臓病などがあり、それらの病気を早期に見つけ治療することが大切です。また禁煙や肥満の防止も重要です。日本脳卒中協会（一九九七年設立：http://jsa-web.org）では「脳卒中予防十か条」を制定しているので参考になります（表２・１）。

脳卒中になってしまったら

第二に、残念ながらもし脳卒中が起こってしまったら、すぐに脳卒中を専門的に診ることができる医療機関（脳卒中科、神経内科、脳神経外科などの医師がいる病院）を受診することです。「すぐに」と

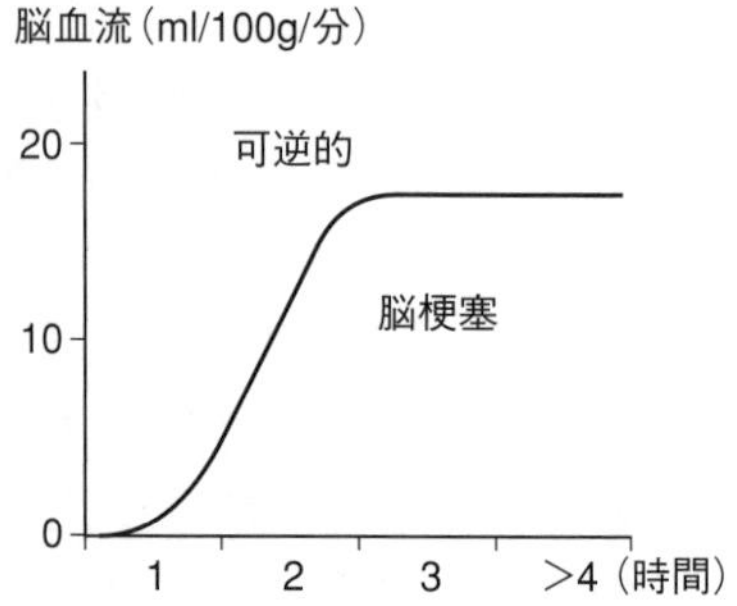

脳血流の量と、脳梗塞発症（脳の神経細胞が死んでしまう）までの時間との関係（Jones THらの、サルでの実験より。1981年）

図2・2　脳虚血と神経細胞の変化

いうのは、調子が悪いので明日病院を受診しようというのでは遅いという意味で、発症後数時間以内に治療を開始することが望ましいと考えられます。

早期治療が大切である理由は、脳に栄養を供給する血管の血流がとぎれたり低下する、いわゆる脳虚血《きょけつ》という状態になっても、すぐに神経細胞が死滅するわけではなく、適切な処置で神経細

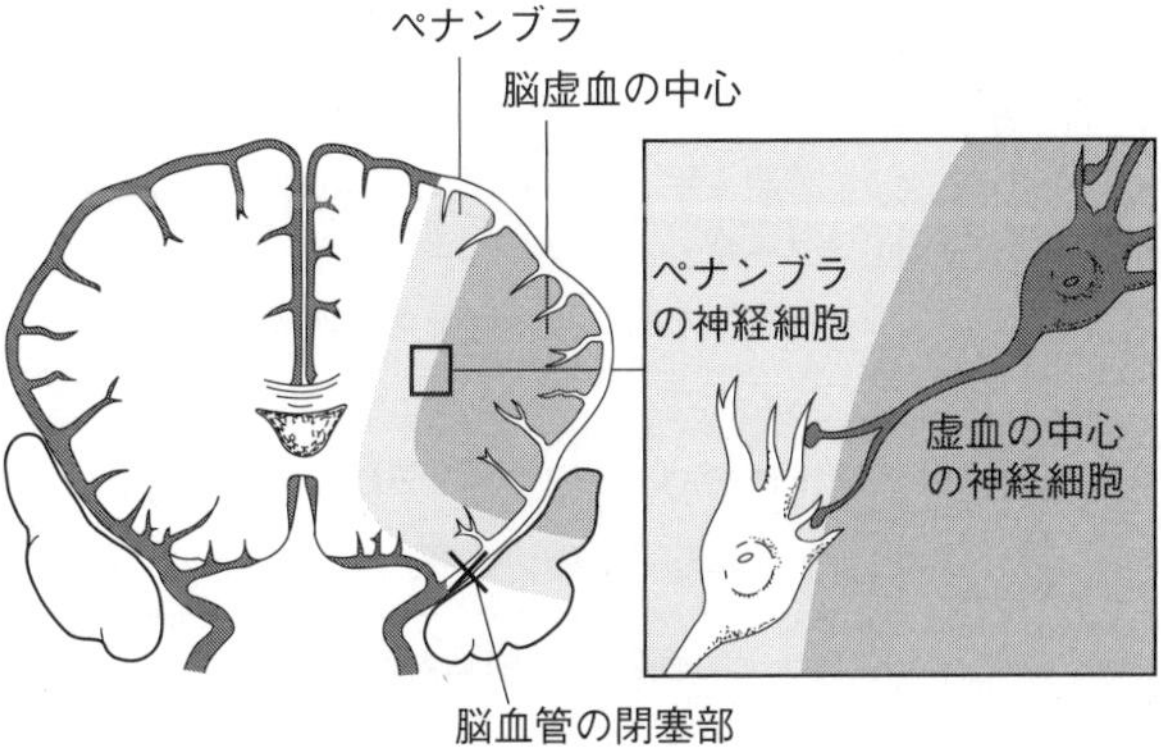

図2・3　ペナンブラ

胞を救うことができるからです。ある脳の動脈がつまって脳への血流が途絶えてからその領域の脳組織が死んでしまうまで時間的な猶予があります。たとえ血流が半分以下（脳一〇〇グラムあたり毎分一八ミリリットル以下）に減ったとしても、約三時間以内に血流が戻れば、いったん死にかけた神経細胞はふたたびよみがえる（可逆的）のです（図2・2）。

　脳虚血の中心の、完全に血流がとぎれた部分のまわりには**ペナンブラ**とよばれる血流が低下した部分があります（図2・3）。ペナンブラは神経細胞がよみがえるか、そのまま死滅してしまうかの分かれ目の部分で、早期治療がものをいう領域です。

　その発症から約三時間以内は、「治療の窓」ともよばれています。この時間内につまった血管を、薬物、とくに**tPA**（tissue plasminogen activator：**組織プラスミノーゲン活性化因子**）などで治療して血流を再開させることができれば、脳へのダメージを最小限に抑えることができます（注：日本では発症後三時間の脳梗塞に対しては二〇〇五年一〇月一一日についに認可された）。

早期治療（血流再開、神経保護、血行再建）の重要性を国民に理解してもらい、脳卒中を制圧していこうという目的で、アメリカでは脳卒中を「**ブレイン・アタック**」（**脳発作**）とよぶキャンペーンが大々的におこなわれました。脳卒中は脳に起こった緊急事態であるというメッセージです。

では、どのような症状が起こると脳卒中と考えて医療機関を受診する必要があるのでしょうか。これには表2・2のようなものがあげられます。

1・目が急に見えにくくなる（片方、両方）。
2・顔、手、足がしびれたり、動かしにくくなる。
3・言葉を話したり、言葉を理解したりしにくくなる。
4・めまい、ふらつき、予期しない転倒。
5・急に起こる強い頭痛。

表2・2　脳卒中の症状

さらに注意すべきものとして、**一過性脳虚血発作**（**TIA**：transient ischemic attack）があります。TIAは「ミニ脳卒中」ともよばれるもので、表2・2の症状が起こり、通常は数分から数十分、長くても二四時間以内に症状がなくなります。一時的に脳への血流が途絶えることが原因で近い将来に脳卒中が起こる可能性があるため（脳卒中のイエローカード！）、すぐに医療機関を受診する必要が

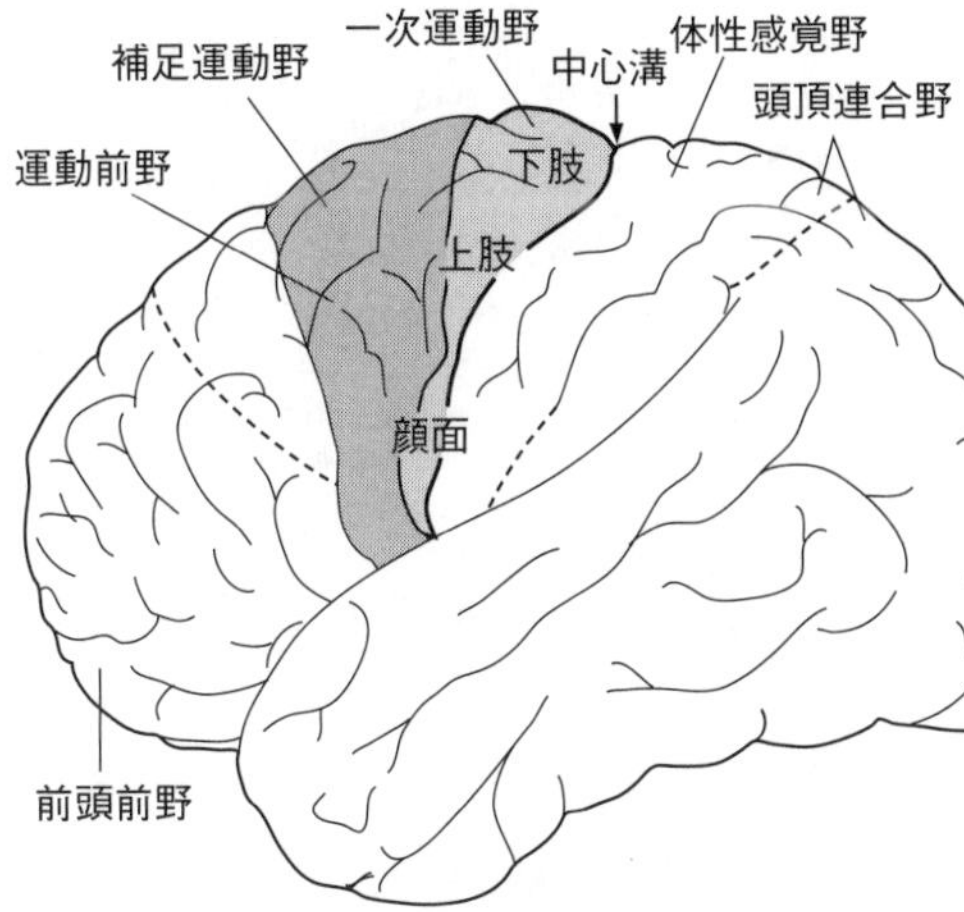

図2・4　運動に関連した大脳皮質領域

あります。

なぜ運動麻痺が起こるのか?

さて、脳卒中後の機能回復を考えるためには、まず、なぜ機能障害が起こるのかを知っておく必要があります。脳卒中による機能障害としては、運動、感覚、視力や視野、バランス、言葉、注意などの障害がありますが、ここでは、もっとも多い、運動の障害（麻痺）について考えてみましょう。

たとえば手を動かすという命令は、大脳皮《ひ》質《しつ》（大脳の表面）を前後に分ける溝である中心溝の前方の**一次運動野**にある、運動神経細胞から出力されます（図2・4）。

神経細胞は細胞体、軸索《じくさく》、髄鞘《ずいしょう》からなります。細胞体は本体、軸索は命令を伝えるケーブ

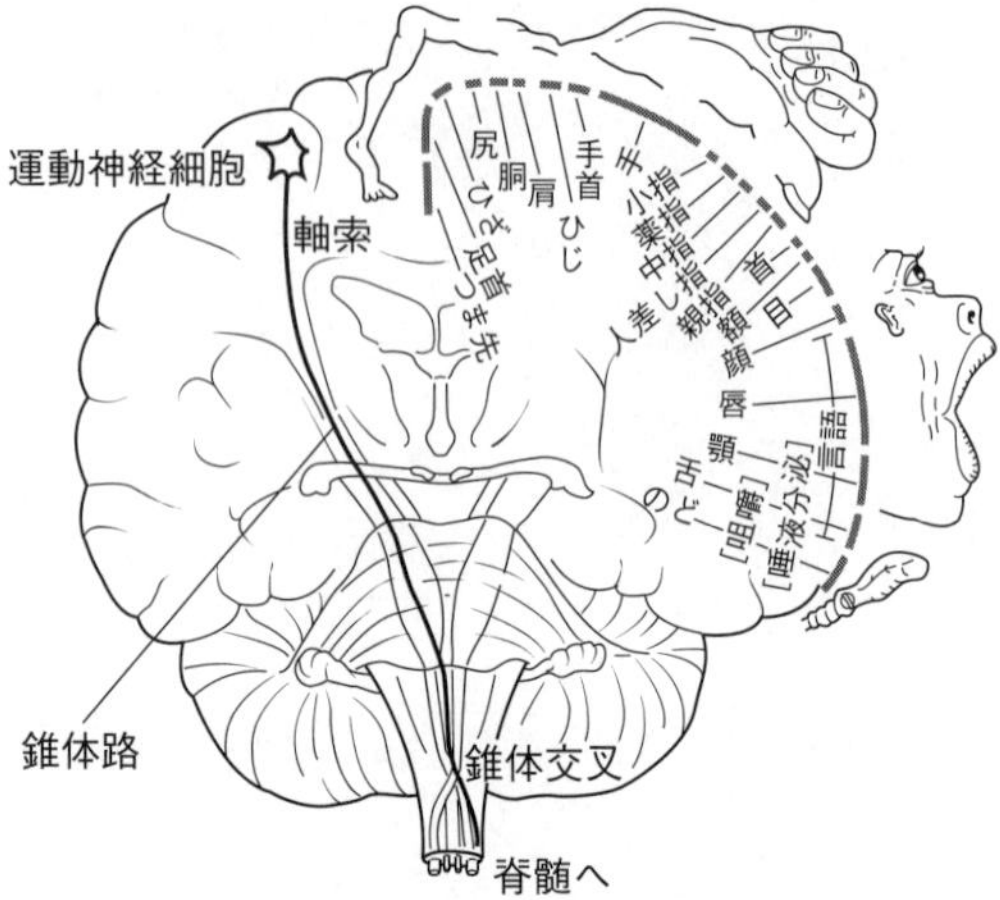

図2・5　運動野地図（運動ホムンクルス）

ル、髄鞘は軸索のまわりを囲んで神経の命令同士が混線することを防ぎ、すばやく命令を伝えるためのケーブルのカバーにあたります。

さらに、その一次運動野のなかでも場所によって運動神経細胞の働きが分かれています。すなわち一次運動野には、ある場所の運動神経細胞が働くと、それに対応して身体のどの部分の運動が起こるかを示す運動野の地図があるということです。脳の内側は足、そこから外側にいくにしたがって体幹、腕、手、顔を動かす運動神経細胞が分布しています（図2・5）。それぞれの運動神経細胞の軸索は脊髄まで錐体路《すいたいろ》という経路を伸ばしています。

錐体路はその途中、延髄《えんずい》の錐体交叉《すいたいこうさ》というところで右脳からの軸索は左へ、左脳からの軸索は右へ交叉します。つまり右脳の運動神経細胞は左の手足を動かし、左脳の運動神経細胞は右の手足を動かします。ただし一部（だいたい一〇％）の軸索は交叉せずにそのまま同じ側の手足を支配します。

脊髄灰白質《せきずいかいはくしつ》（脊髄における大脳皮質に相当し、神経細胞の細胞体が存在する）の前角《ぜんかく》とよばれる場所でその命令はつぎの運動神経細胞に伝わります（脊髄にある運動神経細胞を下位または二次運動神経細胞とよび、大脳皮質からの運動神経細胞である一次運動神経細胞と区別します）。前角のように、一つの神経細胞の軸索がつぎの神経細胞の細胞体にリレーされる部分をシナプスとよびます。下位運動神経細胞はシナプスから受け取った命令を筋肉に伝えます。そしてその筋肉が収縮して運動が起こるわけです。

この、大脳皮質にある一次運動野からスタートして筋肉に伝わるまでの経路で、どこかがダメージを受けると命令が伝わらなくなり、運動麻痺が起こるのです。延髄の錐体交叉よりも上に病変があればその反対側の手足の麻痺、そして起こるのはまれですが下に病変があれば、同側の麻痺が生じることになります。

また、一次運動野の前方の外側にある**運動前野**や前方の内側にある**補足運動野**も運動に関与することが知られています（図2・4参照）。運動前野や補足運動野は一次運動野と互いに神経の連絡があり、これらの領域からも脊髄へ軸索を伸ばす神経細胞が存在します。運動前野はとくに運動の準備や外的な手がかりによる運動（音に合わせ手を動かすなど）に関係します。補足運動野はより複雑な運動や、外的な手がかりよりも自発的な運動に関わることがわかってきました。

脳卒中による運動麻痺の特徴

前述したように、脳は部位によって担っている役割が異なるので、脳卒中による運動麻痺の種類や強さも病変の大きさや部位によって変わってきます。とはいえ、ある程度の原則はありますのでそれについて述べましょう。

原則として脳の病変の反対側の上肢と下肢に麻痺が起こることは理解していただいたと思います。その麻痺の程度は下肢より上肢に強く現れることが多いと知られています。またその中でもからだの中心に近い部分より遠い部分、つまり上肢では腕でなく手指の筋肉に、下肢では上腿や下腿でなく足先の筋肉に麻痺が強く起こります。これらはその遠い部分の動きをつかさどっている脳の神経組織（神経細胞やその他）の血管がつまりやすいことが一因です。

もう一つ重要な点は、脳卒中による麻痺は単に力が弱くなるだけではなく、動かそうとしたときに特有の筋肉の収縮パターンが生じることです。一般的に上肢の場合は腕を曲げるほうが伸ばすことより容易で、下肢の場合は伸ばすことのほうが容易です。このことにより麻痺のある脳卒中の患者さんは手足を動かそうとしたときに特徴的な動きが出現します。

たとえば、腕を上げるときには肩甲骨が持ち上がって後ろに引かれ、腕が外に開き、肘《ひじ》・手首・手指が屈曲しやすくなります（図2・6）。下肢を伸ばそうとする場合は、下肢は伸びても内側に曲がり、足先も内側に曲がるような動きが出やすくなります。

このようにある一部の筋肉を動かそうとしても、同時にさまざまな筋肉も動いてしまうという特有の運動パターンが麻痺の回復過程でみられ、**共同運動**とよばれています。

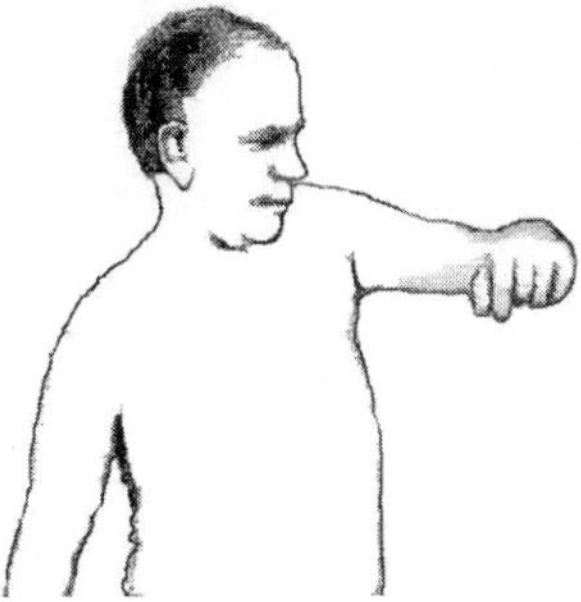

腕をまっすぐ上げようとしても肩甲骨が持ち上がって後ろに引かれ（挙上後退）、腕が外に開き（肩関節が外転）、肘が屈曲、手首（手関節）が屈曲、手指が屈曲してしまう。

図2・6　脳卒中患者にみられる共同運動

また、無理にからだを動かそうと過剰に努力するとこのような反応が出ることが多く、これは**連合反応**とよばれます。一方の手足に力を入れると反対側の手足を動かす脳の興奮性も高まることが一因であると考えられています。よいほうの手足の力を入れすぎたり、バランスを崩さないように踏ん張りすぎたりすると麻痺した手足の連合反応も強く出ます。よいほうをリラックスさせることが、麻痺した手足をうまく動かすために大切なことであるわけです。

ここで重要なことは、正確にある運動を起こすためには、その筋肉が縮むだけではなく、同時に他の筋肉がゆるむ必要がある点です。たとえば指を曲げて何かをつかむためには、指を曲げる筋肉が収縮すると同時に、指を伸ばす筋肉がゆるむ必要があります。またこのとき、腕や胴体はその運動を支えるために安定していることが大切です。ものをつかもうとしたとき姿勢が崩れたり、肘が曲がってしまったのでは、うまくものがつかめません。動作をうまくおこなうには単に力があればよいわけではなく、目的にあった筋肉の収縮と弛緩のパターンをつくり出す必要があるのです。

脳卒中が起こった直後（急性期）の機能回復

脳卒中を発症したすべての患者さんが後遺症をもつわけではありません。たとえば、アメリカのカンザスシティでの調査によると、脳卒中発症後、症状が消失する患者さんの割合は、発症後数日で約一〇％あり、発症後一ヵ月で、運動麻痺や感覚障害などの神経症状に関してはさらに約一五％で症状の消失がみられました。また、完全に症状がなくならなくとも、発症後一ヵ月経つと食事をする、歯を磨く、服を着る、トイレに行く、歩行する、階段の上り下りをするなどの**日常生活動作**は全体のうち約二五％の患者さんができるようになっています。

つまり、発症後一ヵ月の時点で、患者さんの約四分の一は神経症状が消失し、消失しなかったうちの約三分の一も日常生活では完全に自立するまで回復しているということです。早い段階で運動機能が回復する患者さんは、発症後早期の治療がたいへんうまくいって脳のダメージが最小限に抑えられたか、もともとの病変が小さいために脳のダメージが少なく、おおむね脳機能が維持されたことが理由だと考えられます。

前述したように脳卒中の発症後間もない時期の機能回復は、いったん梗塞や出血によりダメージを受けたがまだ完全には死んでいない部分（ペナンブラ：図2・3参照）がどの程度復活するかにかかっています。

たとえば脳出血では、血のかたまり（血腫）による脳への圧迫やその周辺に生じたむくみ（浮腫）が自然に引くか、外科的な血腫除去や浮腫を軽減するための点滴をおこなうことにより、いったん機能が低下していた部分の働きが回復します。それらが功を奏せば、比較的急速に機能の改善がみられるわけです。

脳梗塞では血管がつまったあと早い時期に血流を再開することに成功すれば、早い時期に機能の改善がみられます。筆者らの調査でも脳梗塞を発症し某国立病院に入院した一五六例のうち、発症後間もない数日の時点で、症状が軽症でリハビリテーションをおこなう必要のない患者さんが七四例（四七％）もありました。

逆に症状が非常に重症で生きるか死ぬかの状態であった患者さんが一一例（七％）でした。残りの七一例（四六％）に麻痺などの神経症状が残り、急性期リハビリテーション（後述）が

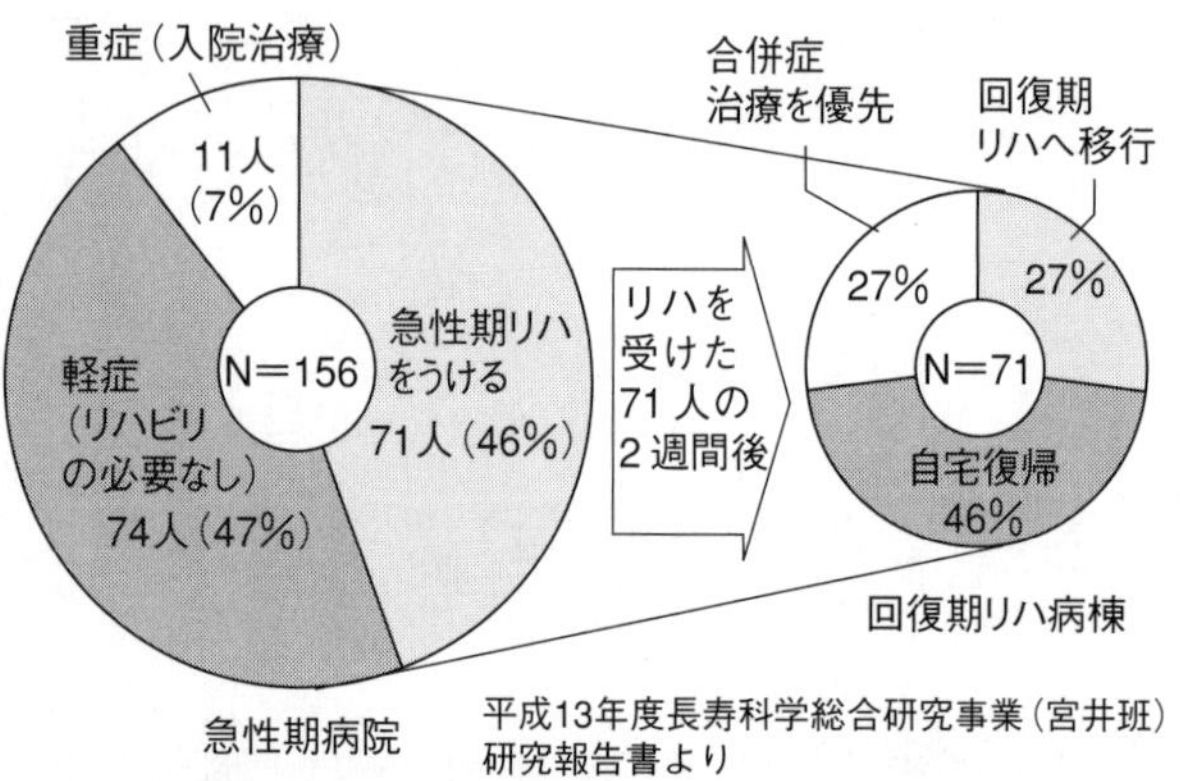

平成13年度長寿科学総合研究事業（宮井班）研究報告書より

重症や合併症治療を優先する人を含めると、発症後約2週間でおよそ3～4割の患者さんがリハビリテーション治療の対象となる。

図2・7　急性期病院から回復期リハ病棟への脳卒中患者の流れ

必要な状態でした。その急性期リハビリテーションをおこなった七一例中、その後二週間で症状が改善し、そのまま集中的なリハビリテーションなしに自宅復帰が可能となった患者さんが三三例（七一例中四六%、全体の二一%）ありました。

残りの三八例（七一例中五四%、全体の二四%）が発症後二週時点でさらなる集中的リハビリテーション（回復期リハビリテーション、後述）が必要でした。

ただしそのうち、まだ肺炎などの合併症の治療が必要で全身状態が不安定な患者さんも三割ほど（七一例中二七%、一九例）あり、リハビリテーションと同時に医学的な管理も必要な患者さんも多くいました。このようなわけで当初の重症な状態から安定した患者さんも含めると脳梗塞を発症後数週の時点で、およそ三～四割が障害をもち、リハビリテーションの対象になると考えられます（図2・7）。このようなデータからもわかるように、幸いにして発症後早い時期に社会復帰に向かう患者さんがいる一方、依然として脳卒中は、要介護の原因第一位の病気です（表2・3）。

第1位	脳血管疾患（脳卒中）	27.7%
第2位	高齢による衰弱	16.1%
第3位	骨折・転倒	11.8%
第4位	認知症	10.7%
第5位	リウマチ・関節炎	10.4%

（平成13年国民生活基礎調査より）

表2・3　要介護の原因となる病気トップ5

急性期以降（回復期）の機能回復

急性期以降の機能回復は、急性期に比べてゆっくりですが、確実に回復はしていきます。

一般的には発症後三ヵ月から六ヵ月にかけて回復の度合いはなだらかになっていきます。回復のスピードはもともとの麻痺が強い患者さんのほうが遅くなりますが、逆にプラトー（回復度合いにあまり変化がみられない状態）になるにも軽症の患者さんより時間を要し、発症後半年でもまだ少しずつよくなっていく傾向があります（図2・8）。運動機能に関していえば、とくに家庭や社会で自立して生活することに大切な、立ったり歩いたりする機能は発症後数ヵ月経ってもよくなることが知られています。

たとえば、筆者の勤務する病院に入院して約三ヵ月のリハビリテーションを受けた一〇〇〇人あまりの脳卒中の患者さんの成績では、当院に入院した当初は歩行がまったくできないような、もっとも障害の強い六〇〜七九歳の高齢な患者さんに限っても、発症後三ヵ月以内に入院した患者さんの七割、六ヵ月以内に入院したうちの五割、九ヵ月以内に入院したうちの四割の患者さんで歩行機能が改善しました。（図2・9のグラフでは屋外歩行〜監視／介助の範囲に相当）。

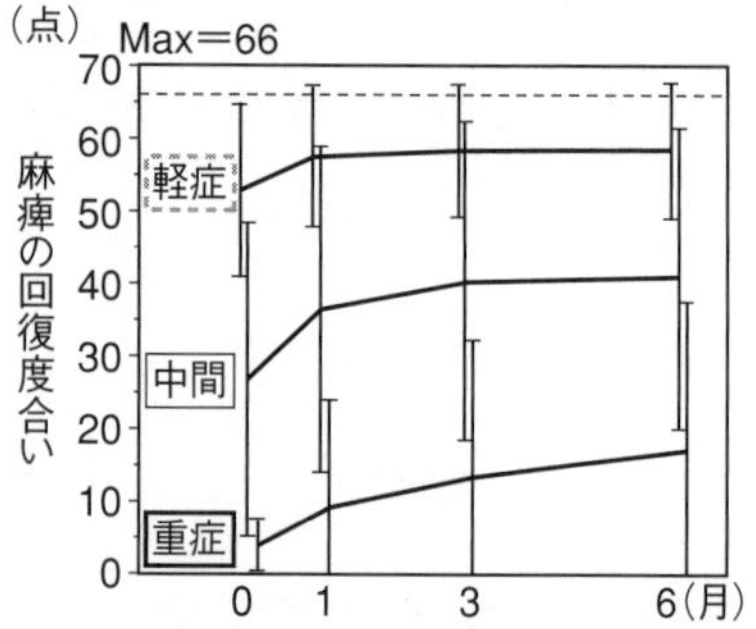

満点が66点。重症例ほど回復が遅れて出てくる。グラフの縦の棒はばらつき度合いを示し、個人差が大きいこともわかる。

図2・8　上肢麻痺の機能回復（Duncan PWら。2000年）

一方、手に関してはこれよりは若干、分が悪い面があります。つまり入院時にまったく手が動かせなかった六〇〜七九歳の高齢な患者さんについては、三割以上が改善はしたものの、実際にその手でスプーンや箸をもって食事をしたり、字を書いたりすることが可能（実用手）になったのは残念ながら一％程度でした（図2・10）。

つまり発症後数ヵ月の時点で手がまったく動かない場合は、その手を使っていままでどおりの

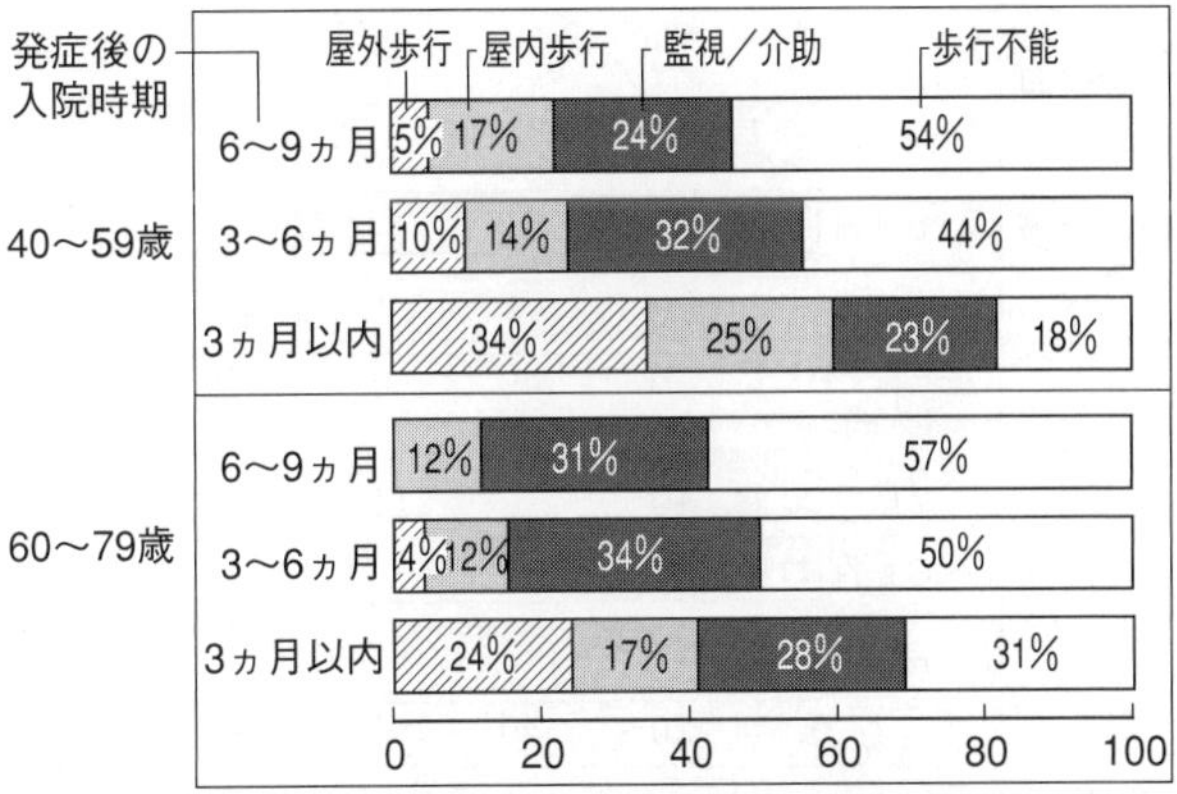

入院時に全く歩行できなかった737例に対して約3ヵ月の入院リハビリテーションをした結果（ボバース記念病院の成績）

図2・9　重症例に対するリハビリテーション後の歩行機能

ことができるようになるには難しい場合が多いといえます。とはいっても、その患者さんが何もできるようにならないという意味ではなく、食事をしたり、字を書いたり、服を着たりといった実際の日常生活動作は、逆側の手を訓練するなどの代替的な手段を使うことで可能になります。

一方、入院時に麻痺した手を大まかに握ったり開いたりすることが可能な患者さんの場合は、発症後三ヵ月以内の入院であれば、退院時に半分以上の患者さんがその手を用いて食事をしたり、字を書いたりすることが可能（実用手）になりました（図２・11の四〇〜五九歳の下段と六〇〜七九歳の下段）。

また、手の運動麻痺の回復は発症後半年以上経過するとよくならないものとあきらめられていましたが、発症後半年以上経っても、このように手

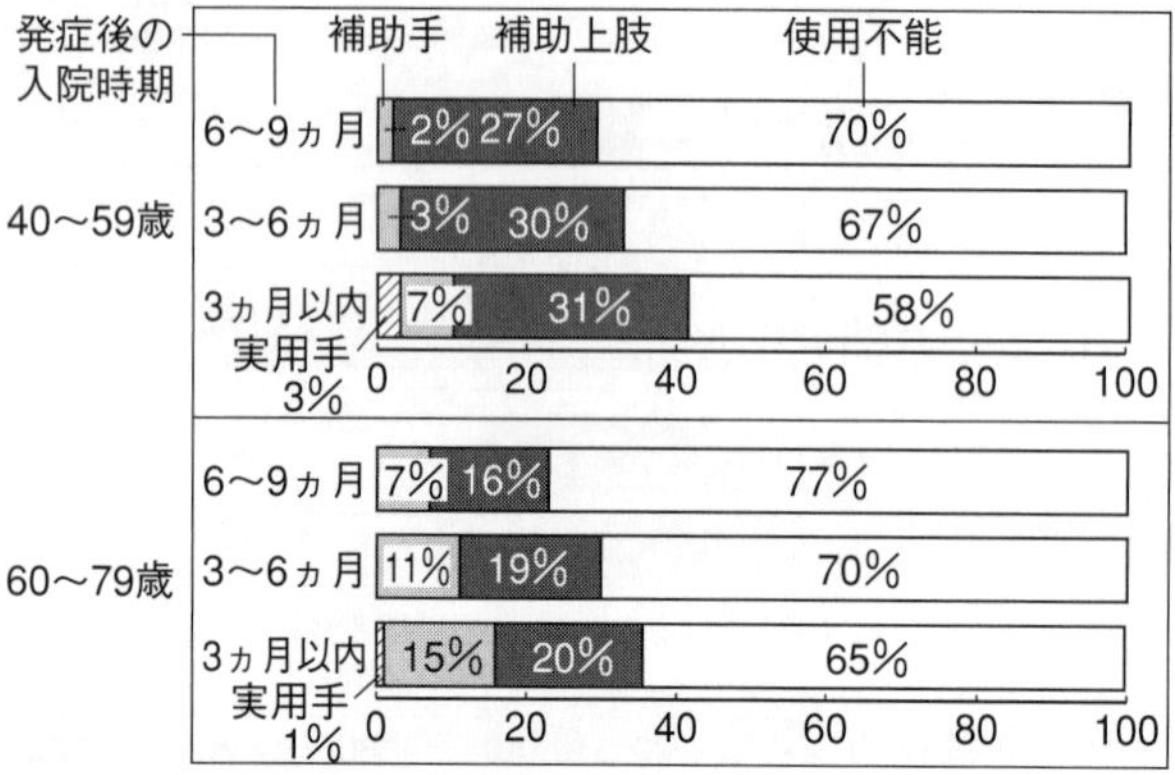

入院時に麻痺手が動かせなかった618例に対して約3ヵ月の入院リハビリテーションをした結果（ボバース記念病院の成績）

図2・10　重症例に対するリハビリテーション後の麻痺手の機能

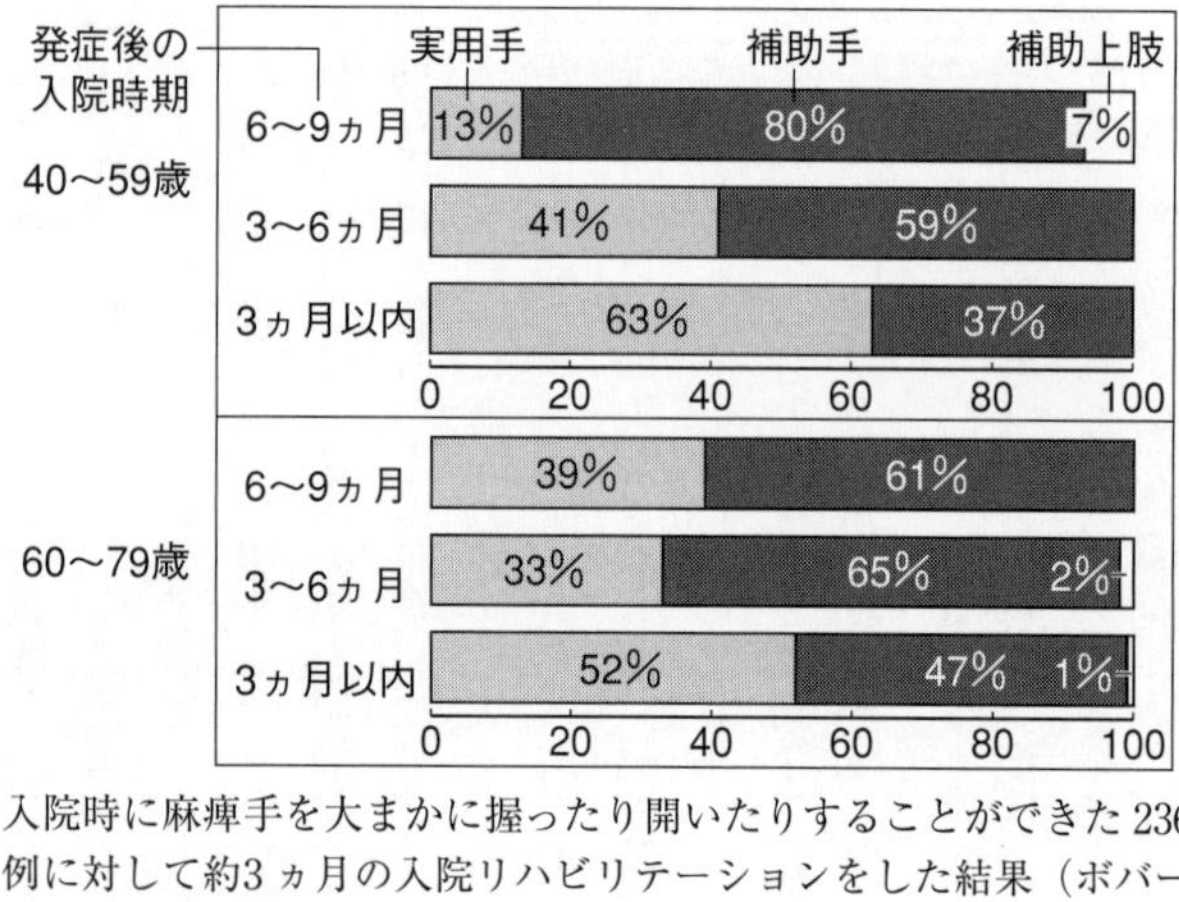

入院時に麻痺手を大まかに握ったり開いたりすることができた236例に対して約3ヵ月の入院リハビリテーションをした結果（ボバース記念病院の成績）

図2・11　軽・中等症例に対するリハビリテーション後の麻痺手の機能

の麻痺が重度でない場合は、訓練により機能を回復させることができる可能性があることがわかってきています。さらに最近は発症後一年以上経過した時点でも麻痺手をある程度動かすことができれば、その手を積極的に使うことによってさらに機能がよくなることも知られてきました。このことについては後述します。

2・2　リハビリテーションはどうおこなわれるのか

さて、それでは本章の主題であるリハビリテーションの役割はどのようなところにあるのでしょうか？

証拠に基づく医療

脳卒中に対処するポイントは、いままで述べてきたようにまず、危険因子（脳卒中になる可能性を増加させる病気や習慣）の治療をして発症を最小限に抑えることに始まり、残念ながら、脳卒中が発症すれば虚血や出血による脳のダメージを最小限に抑えることに注がれます。さらに後遺症を少しでも少なくするために、リハビリテーションがおこなわれるわけです。

最近、医学の世界では**証拠（エビデンス）に基づく医療**（evidence based medicine）という考え方が定着しつつあります。これは有効性が科学的に証明された治療方法を個々の患者さんに対する診療にうまく取り入れていこうという動きです。

もっともエビデンスがあるといわれるのが、**ランダム化比較試験**とよばれる、ある治療をする患者さんとそうでない患者さんを無作為に分けて両者の治療成績を比較するように適切に計画された研究です。有名なところでは、ある薬が有効かどうかをみるために、その薬を服用する実験群と、そうでないプラセボとよばれる偽薬を服用する統制群とを比較する治験などです。

たとえば解熱鎮痛剤としても知られるアスピリンは、血小板が凝集することを抑える作用（抗血小板凝集作用）ももちます。この薬が脳梗塞の発症を予防するためにも用いられるのは、ランダム化比較試験の結果、アスピリンを服用した群は服用していない群に比べて脳梗塞を発症する確率が低いと判断されたからです。

同様にエビデンスのある治療としてチクロピジンやシロスタゾールという、アスピリンと同じく抗血小板凝集作用をもつ薬品も脳卒中の再発予防に用いられますし、不整脈のある患者さんでは血液を凝固させる凝固因子という成分を抑えるワーファリンという薬が使われます。

チームで治療にあたる「脳卒中ユニット」

ところがリハビリテーションの場合、話はややこしくなります。それは治療をしない群というのを設定すること自体が難しいからです。実際問題としてリハビリテーションをしないでようすを見させてください、という申し出に対して患者さんが同意されることはありえません。

現在わかっているのは、とくに欧米を中心とした複数のランダム化比較試験の結果、リハビリテーションを含めた脳卒中に特化した医療チーム（医師、看護師、理学療法士、作業療法士、言語聴覚士、医療ソーシャルワーカーなど）が整っているような病棟（**脳卒中ユニット**とよばれる）では、そうでない病棟に比較して、脳卒中の患者さんの日常生活動作や歩行などの能力を改善する効果が高いこと、入院期間がより短くてすむこと、自宅復帰できる割合が高まることです。脳卒中ユニットという脳卒中に特化した病棟での、リハビリテーションを含めた専門的かつ多方面からのチーム医療が、脳卒中の後遺症を軽減するのに役立つわけです。

それでは、なぜ脳卒中ユニットは機能回復に対して功を奏したのでしょうか？　それにはいくつかの理由が考えられます。

まず第一に、そのような専門病棟では、発症後すぐにリハビリテーションが始められることです。とくにヨーロッパの脳卒中ユニットでは、ほとんど、発症後二四時間以内になんらかの形でリハビリテーションが開始されます。

一方、アメリカでは日本とリハビリテーションをおこなう医療のしくみが似かよっており、急性期病院からリハビリテーション専門病院に転院するという形態が中心です。アメリカの場合、急性期病院のリハビリテーションは必ずしも充実していないものの、急性期病院での入院期間はだいたい一週間以内と、日本に比べてかなり早期にリハビリテーション専門病院に転院するのが普通です。

日本では急性期病院の入院期間がアメリカに比較して長く、一ヵ月から二ヵ月ありますが、これは、医療保険により認められる入院期間が、アメリカは日本より短く抑えられていることにもよります。日本の急性期病院でのリハビリテーションは理学療法が週に数回あるだけというところも多く、集中的なリハビリテーションの開始が遅れることは否めません。

脳卒中ユニットが有効である第二の理由は、その集中的リハビリテーションの効果です。たとえば、日常生活動作の訓練は数多くおこなうほうが、その訓練した動作について、より改善することがわかっています。

第三に、さまざまな専門スタッフがチームとしてさまざまな角度からリハビリテーションをおこなうことです。理学療法士は立ったときのバランスや歩行の訓練を、作業療法士は更衣動作・食事動作・家事動作・書字などの訓練を、言語聴覚士は言葉や発音や嚥下《えんげ》の訓練を、看護師は病棟での日常生活動作の定着を支援します。また、ソーシャルワーカーは退院のために必要な補装具や家の改修、デイサービスやヘルパーなどの社会資源の活用の準備を介護保険のケアマネージャーにつないでいきます（詳しくは第4章を参照）。

もちろん、これらのスタッフがバラバラに動くのではなく、お互いに情報を交換しながら効率よく退院計画を進めていくわけです。最近はリハビリテーション室だけでなく患者さんの病室で、セラピスト（理学療法士、作業療法士、言語聴覚士らの総称）が日常生活動作の訓練をおこなうこともよくあります。医師は病状を安定させ合併症を予防しながらチーム全体を統括していきます。

このようなチーム医療が重要である証拠として、アメリカのあるリハビリテーション専門病院のデータがあります。脳卒中専門の病棟と、整形外科やほかの脳神経の病気の患者さんも混合して入院しているリハビリテーション病棟とで、入院した脳卒中の患者さんの退院時の機能を比較すると、前者のほうが良好であったという報告があります。

日本の回復期リハビリテーション病棟

このような理由から日本でも脳卒中発症後、なるべく早い時期に充実したリハビリテーションをおこなう必要性が強調され、二〇〇〇年四月より診療報酬のなかに回復期リハビリテーション病棟入院料が新設されました。

同病棟と認定されるには、いくつかの満たすべき条件があります。まず、発症後三ヵ月以内の脳卒中、脊髄損傷、大腿骨骨折などの患者が八〇％以上入院していること。また、専従のリハビリテーション医師一名、理学療法士二名、作業療法士一名以上を常勤として配置し、看護師はべッド三に対して一の割合以上、看護補助者はベッド六に対して一の割合以上であること、などです（二〇〇五年一一月現在）。

この病棟では、医療機関は入院基本料に加えて、リハビリテーション料を別に算定できることになっています。また入院している患者さんに対し、リハビリテーション総合実施計画書という書類を定期的に作成し、病気の状態や合併症、麻痺や言語障害の程度、日常生活動作でできること、実際にやっていること、心理的状態、生活環境などについて評価し、患者さんや家族の希望をふまえて目標をたてて、どのようにリハビリテーションをおこなっていくかを記載して説明することが義務づけられています。

同病棟では言語聴覚士や医療ソーシャルワーカーなどの配置は必須ではないものの、多角的なチームアプローチがなされる点で、前述した欧米（とくにアメリカのリハビリテーション専門病院）の脳卒中ユニットに近い形態と考えられます。

全国回復期リハビリテーション病棟連絡協議会の調査によると、制度が新設されてから五年半しか経っていない二〇〇五年七月時点で、全国の五六八病院、六六三病棟、二万九九二七床（人口一〇万人あたり二四床）が同入院料を算定するようになりました。このように今後、わが国での脳卒中に対するリハビリテーションの中心はこの回復期リハビリテーション病棟が担うことになると考えられます。

欧米に勝る点は、この回復期リハビリテーション病棟への入院が最大六ヵ月まで医療保険で認められていることです（ただし現状では二〜三ヵ月の入院が多い）。たとえば、アメリカのリハビリテーション専門病院の入院期間は平均二〇日足らずであることを考えれば、日本はたいへん恵まれているように思われます。

ただし、欧米では自宅に帰ったあとの在宅でのリハビリテーションサービスが日本よりも充実しているので一概には比較できません。しかし日本でも今後、医学的に全身の状態が落ちつけば、入院ではなく本来の生活の場である家庭で十分なリハビリテーションを受けられるような方向に整備を進めることも重要になるでしょう。

リハビリテーションで何がよくなるのか

話をわかりやすくするために、ベッドから起きあがってイスに移る「移乗動作」を例にとって考えてみましょう（図2・12）。健康な人ではなんでもないこの動作も、片麻痺のある脳卒中の患者さんにとって、はじめはたいへん難しいものです。

この動作ができるようになるには、麻痺（機能障害）がよくなることが一番です。つぎの節から書こうとしていることは、この麻痺がよくなることは脳にどのような変化が起こったことによるのかという内容が中心です。

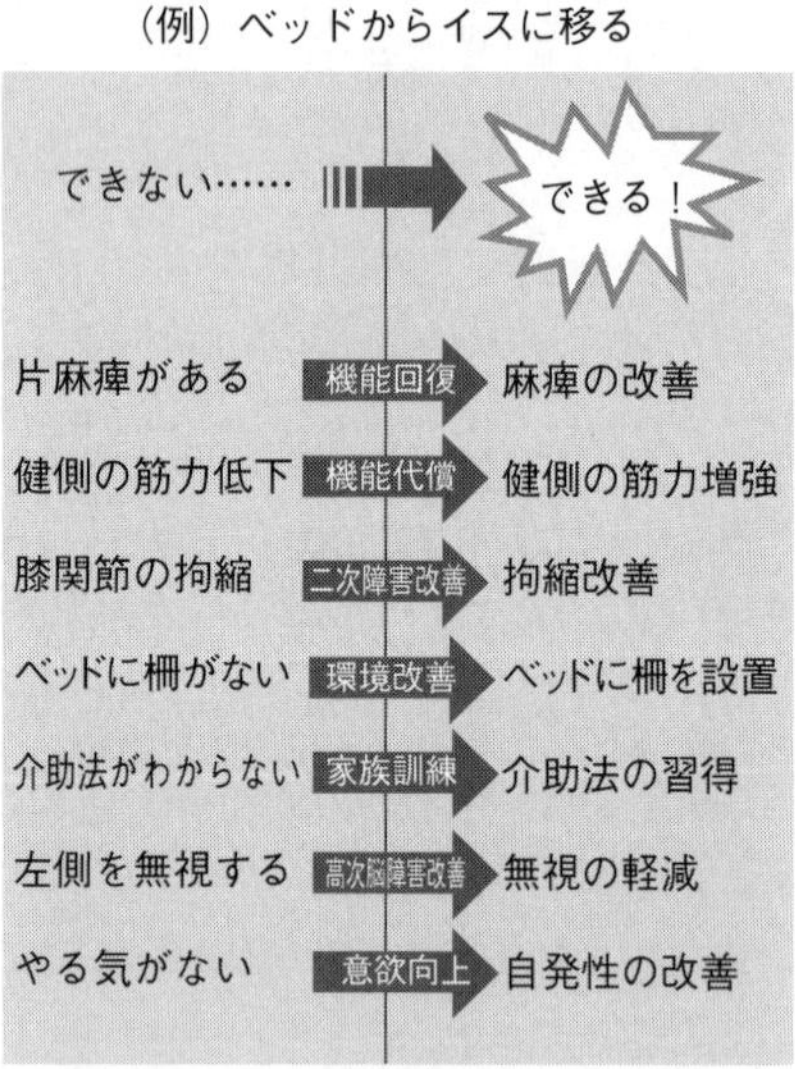
（例）ベッドからイスに移る
できない……
できる！
片麻痺がある
機能回復
麻痺の改善
健側の筋力低下
機能代償
健側の筋力増強
膝関節の拘縮
二次障害改善
拘縮改善
ベッドに柵がない
環境改善
ベッドに柵を設置
介助法がわからない
家族訓練
介助法の習得
左側を無視する
高次脳障害改善
無視の軽減
やる気がない
意欲向上
自発性の改善

ベッドからイスへ移乗する動作一つをとっても、「できない」が「できる」になるためには色々な側面がある。

図2・12　リハビリテーションで何がよくなるのか

しかし、麻痺が必ずしも完全によくならない場合もあります。それではまったくお手上げかというと、そうではありません。長い間ベッドの上で寝ていて、本来麻痺のない側の下肢まで力が弱ってしまっていた（これを**廃用症候群**とよびます）ならば、その筋力を向上させるような訓練をすることも、移乗動作を可能にするために重要です。

同様に麻痺側の膝関節が動かさないうちに固まって十分に伸びない（拘縮《こうしゅく》とよばれる）ために、麻痺した下肢でうまくつっぱることができないのであれば、その固まった関節の動く範囲を改善させるような訓練（関節可動域訓練という）が功を奏することもあります。

また、麻痺した下肢や麻痺のない下肢の状態が変わらなくても、環境を変えることで、できないことができるようになる場合もあります。たとえば手すりを適当な場所に設置して、実際に移乗動作の手順を訓練することで、安全にその動作ができるようになります。

さらにそれでも介助が必要な場合は、患者さんの訓練だけでなく家族や介護者に対する訓練が、安全で疲れない介助方法を習得するためにも重要です。

また、肉体的な問題以外にも、患者さんの注意力や意欲などが日常生活動作の障害の原因になっていることがあります。

とくに右の大脳に比較的大きな病変がある場合、左側への注意がいかない状態が生じることがあります。これは**半側空間無視**とよばれ、患者さんには左側にあるものに気づかず車椅子をぶつけながら進む、食事をしていても左半分にあるものに気づかず手をつけないなどの症状が出て、立ちあがるときもうまく左側に体重がかけられず転倒する危険が大きくなります。

図２・13に右半球の広範な脳梗塞のために左片麻痺を生じた六〇歳代右利き女性の例を示します。発症後３ヵ月目に時計の文字盤に数字を入れること、何十本かならんだ線分を消していくこと、一本の線の中心に印を入れることを試みてもらいました。いずれの場合も左の空間が無視され、注意が右に偏っていることがわかります。

このような症状は脳卒中の発症後数ヵ月で次第によくなってくる場合も多く、またリハビリテーション場面でも注意を左側に注ぐ練習をすることで、肉体の麻痺に大きな変わりがなくても、

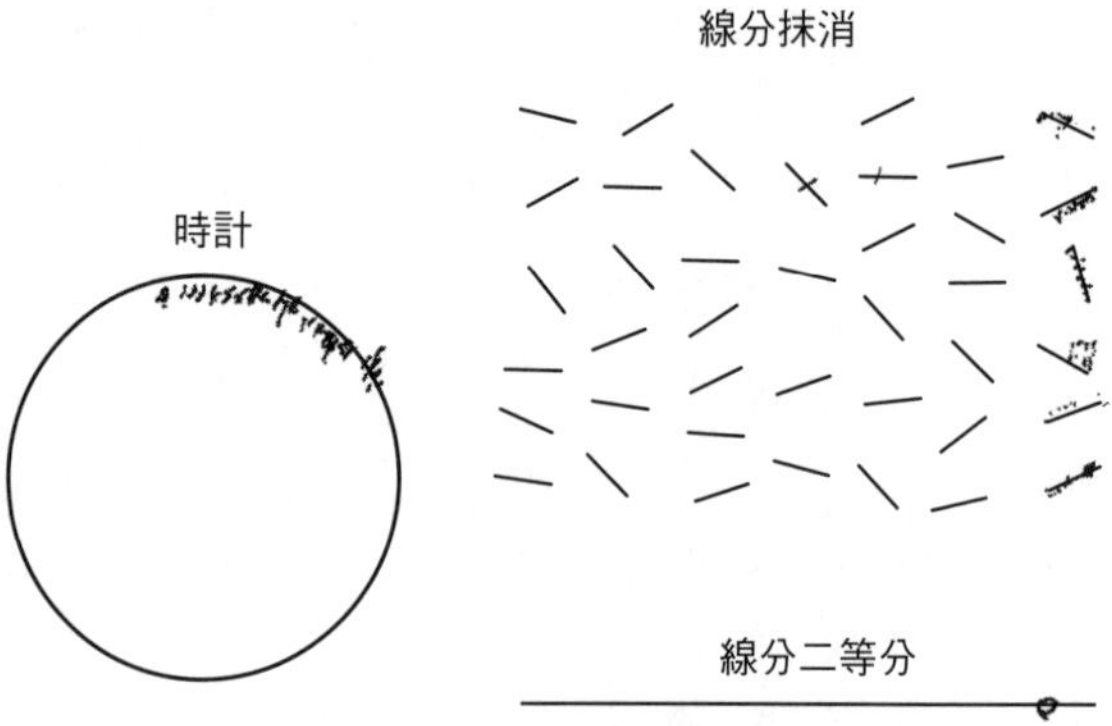

図2・13　半側空間無視症状の例

移乗動作が改善する可能性があります。

さらに高齢者に起こった脳卒中でよくみられる問題は、運動能力としてはある程度保たれていても意欲がなく、日常生活動作がうまくおこなえないことです。この意欲を向上させるというのはなかなか難しい問題ではありますが、基本的に特定の動作をすることで、なんらかの報酬が得られるということがポイントだろうと考えられます。

しんどいこと、いやなことはだれしもしないものです。セラピストや看護師だけでなく家族や友人も患者さんが新しくできたことに対して、それが小さなことでもほめること、肯定することを心がける必要があります。また脳卒中の患者さんの三割以上にみられるといわれるうつ状態を見逃さず治療することも意欲を高めるうえでは大切なことです。

このように脳卒中のリハビリテーションの過程は、

機能障害（たとえば、麻痺そのもの）の治療、具体的な日常生活動作（移動、トイレ、更衣、食事、歯磨きなど）の訓練、麻痺のない側の筋力低下や麻痺側の関節の動きの制限など二次的な問題の治療、補装具の適用、注意力・意欲の低下や脳卒中後のうつ状態に対する介入、家族など介護者の訓練、住宅改造などの住環境を整えること、経済面では、利用可能な制度の紹介、介護保険で提供されるさまざまなサービスの導入など多岐にわたります。

これらを個々の患者の障害の状況、生活環境、家族の支援態勢などから考慮し、最適な組み合わせを提供して社会復帰をめざします。どの側面も欠くことができない役割を担っていることをここでは強調しておきましょう。

2・3　上肢の機能回復と脳の変化

なぜ機能回復が起こるのか

さて、いよいよ本書の主題である脳とリハビリテーションの関係に入りましょう。はじめに述べたように脳卒中で生じた運動麻痺や感覚障害などの機能障害は脳の損傷を原因とするものです。

発症後のさまざまな治療にもかかわらず、脳に損傷が残ってしまうと、その部分は残念ながら再生しません。しかし、脳の中のそれぞれの神経同士は直列につながっているわけではなく複雑なネットワークを形成しているので、一ヵ所が破壊されてもそれを補うことができるしくみがあります。つまり、損傷部位のまわりあるいはもっと離れた部分の神経が上手にネットワークを形成し、その部分が従来つかさどっていた機能を新しくもつようになれば、機能回復が得られるはずです。これを**機能的再構成**とよびます。

このように、脳のしくみに着目して機能回復を促進しようという考え方が、次第に定着しつつあります。このような立場に立ったリハビリテーションは、従来のリハビリテーションに神経という意味の「ニューロ」をつけて**ニューロ・リハビリテーション（神経リハビリテーション）**とよばれています。

このような考え方が可能になったのはヌード博士の第3章に詳しく記載があるように、機能回復と脳の変化の関係を調べるような動物実験の貢献がたいへん大きいと考えられます。さらにヒトでも、九〇年代はじめから実際に運動をおこなっているときの脳の活動をポジトロン断層撮影（ＰＥＴ）や機能的核磁気共鳴装置（ｆＭＲＩ）といった新しい技術を用いて調べられるようになりました。

図2・14にＰＥＴで調べた、健常者が左手を順番に動かしたときの脳の活動（上図）と、右片麻痺が治った脳梗塞の患者さんがよくなった右手を同様に動かしたときの脳の活動（下図）を示

します。それぞれの図に三つの脳の断面が示されていますが、左上が脳を横から見た図（矢状断：向かって右が前、左が後ろ）、右上が脳を後ろから見た図（冠状断：向かって右が右、左が左）、左下が脳を上から見た図（水平断：上が左、下が右）です。色が濃くなるにしたがって、活動が増すことを表します。

健常者の左手の運動時には、右脳の一次運動野と左の小脳を中心に脳が活動することがわかります。手足の運動については反対側の大脳がつかさどっていることは先に述べたとおりですが、運動の細かい調整に関与する小脳は同側支配（右手の運動に関係するのは右の小脳）であるからです。それ以外にも一次運動野のすぐ前にある運動前野とよばれる場所や同様に隣接して後ろにある頭頂葉、脳の内側に存在する補足運動野の活動もみられます（図２・４も参照）。

つぎに脳梗塞から回復した患者さんが、もともと麻痺のあった右手を使って同様の運動をしたときの脳活動はどうでしょうか？　上の健常者の例と動かしている手が逆であるところに注意して図を見てください。

脳梗塞の患者さんの麻痺から回復した右手の運動時の脳活動で、一見してわかる健常者との大きな違いは、脳の働いている部分が増加していることです。もう少し細かく見てみると本来働くべき左の一次運動野に加えて右の一次運動野も活動しています。また小脳についても両側の活動がみられます。運動前野の活動も両側にみられ、補足運動野の活動も増加しています。

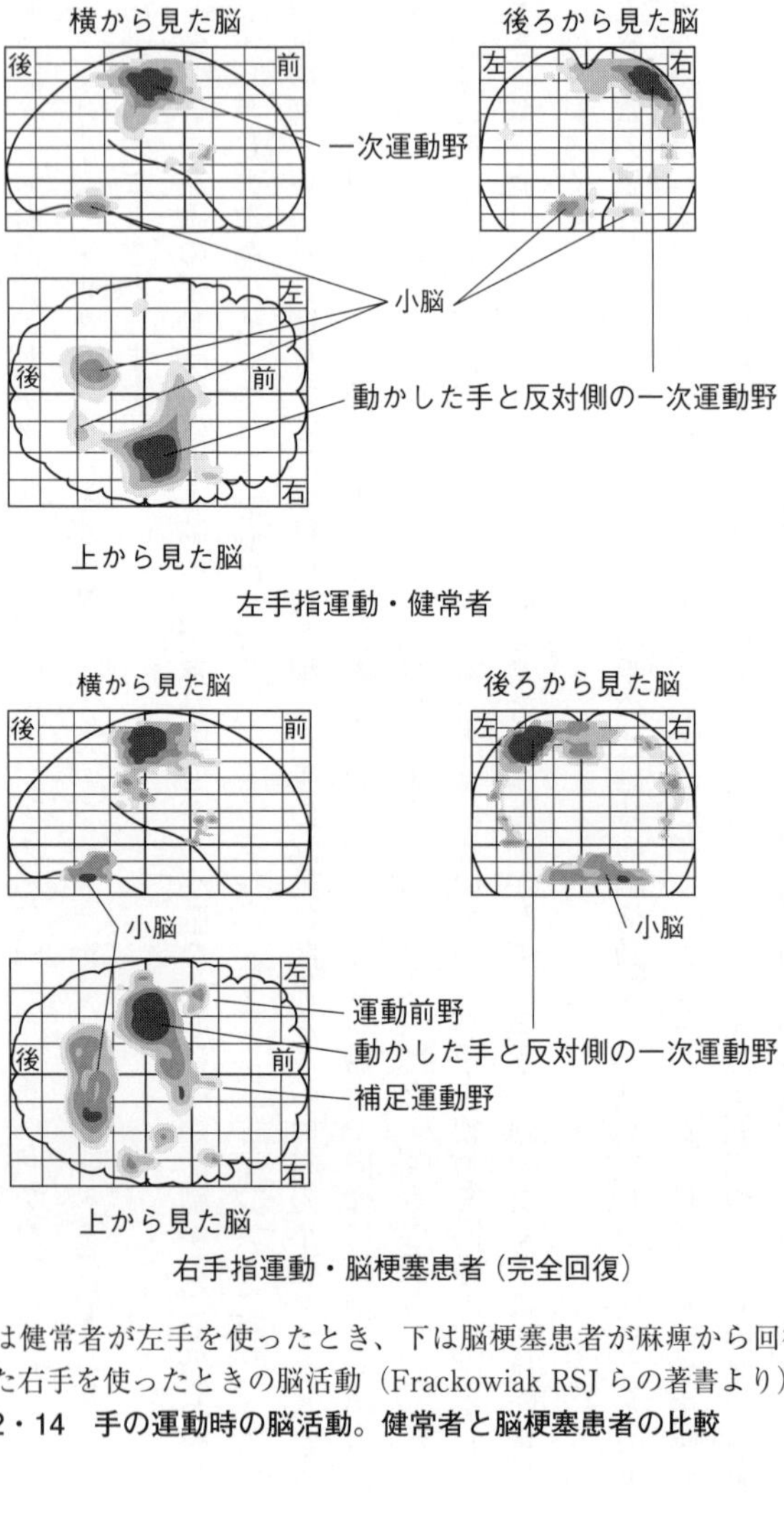

上は健常者が左手を使ったとき、下は脳梗塞患者が麻痺から回復した右手を使ったときの脳活動（Frackowiak RSJ らの著書より）。

図2・14　手の運動時の脳活動。健常者と脳梗塞患者の比較

つまり、一見同様の運動をしているようでも麻痺から回復した患者さんでは健常者に比べて動員される神経ネットワークが増加していると考えられます。同様なことは感覚障害の回復過程や、左大脳皮質の損傷によってしばしばみられる失語症とよばれる言語障害の回復過程でもみられることがわかりました。

さらにこのような神経ネットワークの変化は、通常の老化にともなっても生じることが知られています。ボタンを押す運動や指折りのような比較的単純な運動時、高齢者では若年者と共通して活動する部位に加えて、若年者ではみられない部位の活動も観察されます。

具体的には両者に共通して、運動している手と反対側の一次運動野・運動前野・補足運動野および同側の小脳に活動がみられますが、高齢者ではこれらに加えて手と同側の一次運動野、反対側小脳などの活動もみられるのです。つまり、高齢者でも同等な運動をおこなう場合、その課題があたかもより難しくなったように、動員される神経ネットワークが増加すると考えることができます。

役割を変える脳細胞

このように機能回復にともなって脳の神経ネットワークの再構成が起こることと並んで、もう一つの重要な変化は、大脳皮質の一次運動野内に存在する運動神経細胞の役割の変化です。

リスザルを用いた動物実験からわかった重要な事実は、手を使う訓練、たとえば小さなエサ入れからエサを取る訓練をおこなうと、一次運動野の中で手を動かす運動神経細胞の割合が増えるということです。詳細は第3章を参照してください。

リスザルでは一次運動野の運動神経細胞をじかに電極で刺激することでどの部位がどの筋肉を動かす役割をもっているのか評価することが可能ですが、ヒトでは手術が必要な場合などを除いてはそのようなわけにはいきません。その代わりによく用いられる方法が**経頭蓋《けいとうがい》磁気刺激法（TMS）**というやり方です（図2・15）。

電気の代わりに頭皮の上に置いた磁気コイルで磁場を発生させることにより、大脳皮質にある運動神経細胞を苦痛なく刺激することができます。頭蓋に電気を通して刺激すると、直接、運動神経細胞が働きますが、磁気刺激では運動神経のまわりにある神経（介在神経とよばれる）をまず刺激して、その結果、運動神経細胞を働かせます。

この検査により、一次運動野の運動神経細胞から手や足を動かす命令がその筋肉に伝わるまでの時間や神経の興奮の強さを測定します。また頭皮上のコイルの位置を少しずつずらして刺激をしていくことにより、手や足を動かす運動神経細胞が大脳皮質の中でどのくらいの範囲にわたって存在するかを評価することも可能です。

この方法を用いて麻痺した手に対する訓練による運動神経細胞の機能の変化が調べられまし

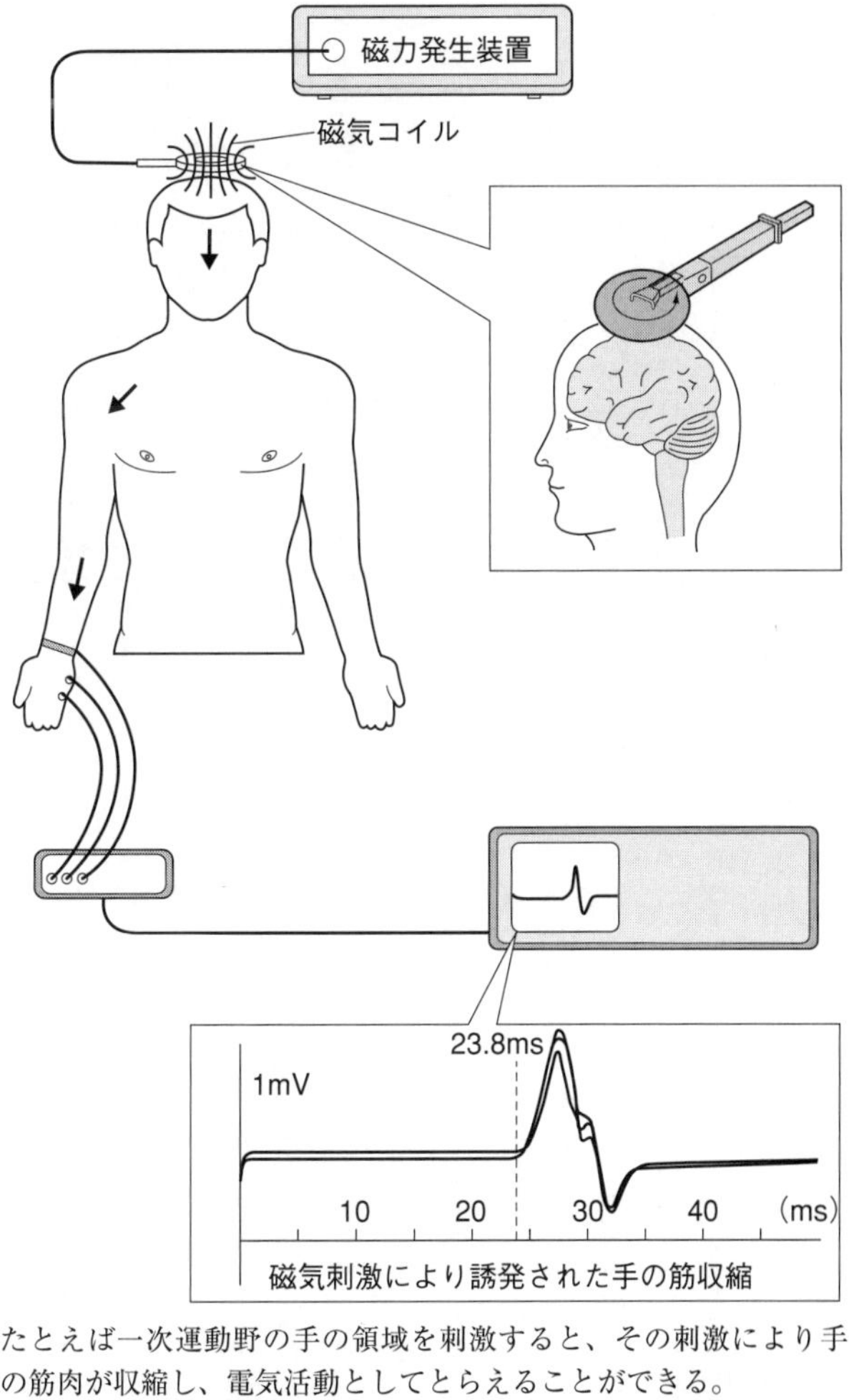

たとえば一次運動野の手の領域を刺激すると、その刺激により手の筋肉が収縮し、電気活動としてとらえることができる。

図2・15　経頭蓋磁気刺激法

た。

たとえば、麻痺した手に対する神経リハビリテーションの方法の一つとして**強制使用法**（**制限運動療法**、**CI療法**ともよばれる）があります。この訓練の原理は単純で、麻痺のない側の上肢を三角巾でおおうか、手にミトンを着用することにより麻痺した手を使わざるをえないような状況をつくって、食事をする、電話をかける、字を書くなど、手を使う日常生活動作の訓練をおこなうものです。これは第3章で説明するヌード博士のリスザルの実験で、小さなエサ入れからエサを取る訓練に相当すると考えられます。

この訓練の導入のためには麻痺した手をある程度、握ったり開いたりできることが必要ですが、条件が許せば家庭でも導入することができます。この訓練により脳卒中発症後一年以上経過していても手の機能がよくなることが報告されています。

しかも訓練後に機能が改善した患者さんで、経頭蓋磁気刺激法を用いて手を動かす一次運動野の領域を調べると、手の領域の面積が訓練前に比較して広くなっていることがわかりました。一二日間、麻痺のない手に日中の九割の時間ミトンをはめることで、麻痺したほうの手を使わざるをえないような状況をつくった実験の結果を、図2・16のグラフに示します。麻痺手の使用頻度が増す（線グラフ）だけでなく、頭皮上の磁気刺激に反応する領域が病変のある大脳半球で拡大しています（黒棒）。

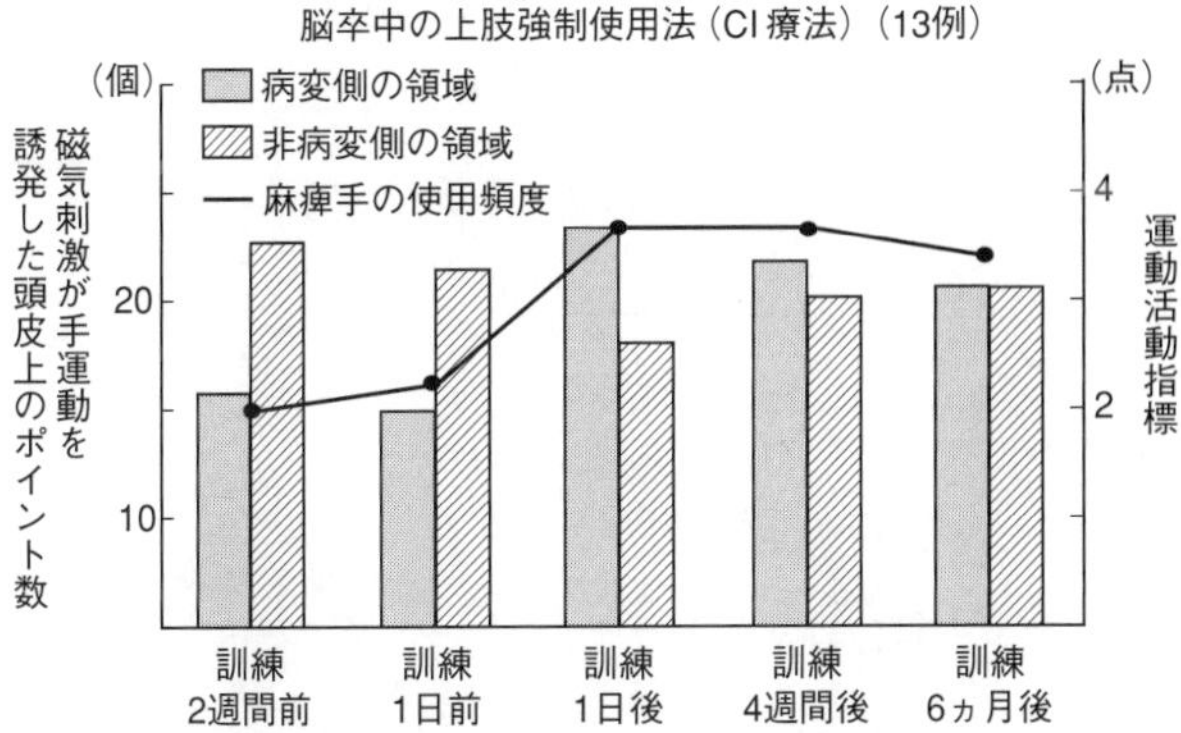

図2・16　麻痺側上肢の強制使用訓練後の運動野の地図の変化

つまり、訓練により一次運動野の中にある、麻痺手を動かす運動神経細胞が増えたと考えられます。これは運動神経細胞が新しく生まれたというよりも、たとえば肘を動かす役割をもっていた運動神経細胞が新たに手を動かす役割も兼ねるようになったのだと思われます。

このように脳卒中発症後一年以上を経た慢性期になっても脳はリハビリテーションにより変わりうるわけです。

ここで重要なことは、簡単な運動の反復では機能は改善せず、脳も変わらないということです。事実、ヌード博士のリスザルの実験でも、エサを取るのが難しい小さなエサ入れの代わりに、大きなエサ入れから簡単にエサを取ることを何度くり返しても、一次運動野の運動神経細胞の分布は変化しないことがわかっています。いまできることより少しだ

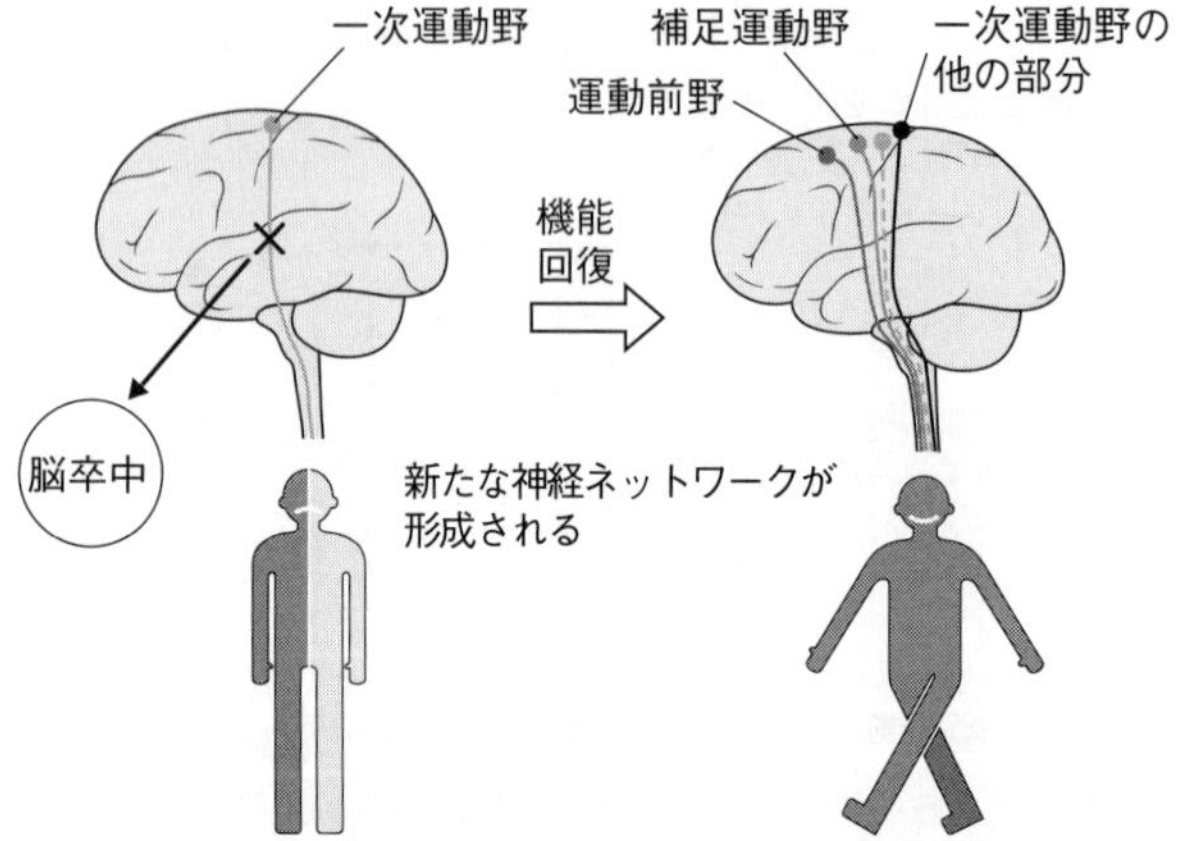

図2・17　機能回復に伴う神経ネットワークの機能的再構成

け難しいことにチャレンジすることが大切で、それができればさらに少し難しいことを訓練することが、機能改善につながると脳卒中の患者さんに対するリハビリテーションの研究でも指摘されつつあります。

このように、麻痺した手の機能回復の背景には脳の変化（機能的再構成）が起こっていることを理解していただけたと思います。たとえば、右手を動かす左脳の一次運動野やその出力経路である錐体路が脳卒中によりダメージを受けたとしても、左脳の一次運動野以外の部分（運動前野や補足運動野）や、ダメージを受けていない右脳からの交叉しない錐体路が失われた機能を代わりに補う予備力が脳には備わっているのです（図2・17）。

２・４　歩行機能回復と脳の変化

ｆＮＩＲＳで可能になった歩行時の脳活動測定

つぎに、脳卒中のリハビリテーションのもう一つの重要なターゲットである歩行機能に関して、どのような脳の変化が機能回復と関連するのか考えてみましょう。手の機能に比べて歩行機能はかなり重症な場合でも改善する確率が高いことは先に述べました。それでは、その脳内のメカニズムは手の場合と異なるのでしょうか？

筆者らの病院ではこの問題に関する基礎的な研究をおこなってきました。手の機能回復に関連した脳活動を調べるのに用いられるＰＥＴやｆＭＲＩでは、被験者は装置のなかに横たわって安静にしている必要があります。頭部が動くと画像がうまく撮影できないからです。ましてや歩いているときの脳活動を調べることは困難です。

そこで筆者らは赤外線の波長に属する近赤外線光を用いたスペクトロスコピー（ＮＩＲＳ：near-infrared spectroscopy）という手法を応用して、歩行時のように動きがある状態でもヒトの脳活動をとらえることができる装置（ｆＮＩＲＳ）を世界で初めて、島津製作所と共同で開発しました。

この装置の原理は近赤外線光が血液中の酸素を運ぶヘモグロビン以外のヒトの生体組織にはほとんど吸収されないという性質を利用しています。

脳の表面（大脳皮質）で脳活動が活発になると血流が増えます。すると新鮮な血液が流れてきて酸素をもったヘモグロビン（酸素化ヘモグロビン）が増え、逆に酸素が消費されたヘモグロビン（脱酸素化ヘモグロビン）が減少するので、そこを測定することで脳の活動をとらえます。専用の帽子をかぶって光ファイバーを頭部に固定するため、身体が動いた状態でも安定して測定ができるのが特徴です。光ファイバーには光を出すものとそれを受けるものがあり、それらを格子状に並べて、両者のファイバーの間にある大脳皮質の活動を多チャンネル（筆者らの施設では三〇から四二チャンネル）でとらえることができます（図2・18）。

図2・18Cに歩行時のヘモグロビン波形の健常者八例の平均値を示します。歩行（長方形で囲まれた部分）すると酸素化ヘモグロビンが増加しますが、脱酸素化ヘモグロビンはほとんど変化していません。脳の部位ごとに、これらのヘモグロビンの量を調べることで、脳の活動をとらえています。

健常者の歩行時の脳活動

四〇ページで述べたように下肢を動かす運動神経細胞は、一次運動野のなかでもより内側に存

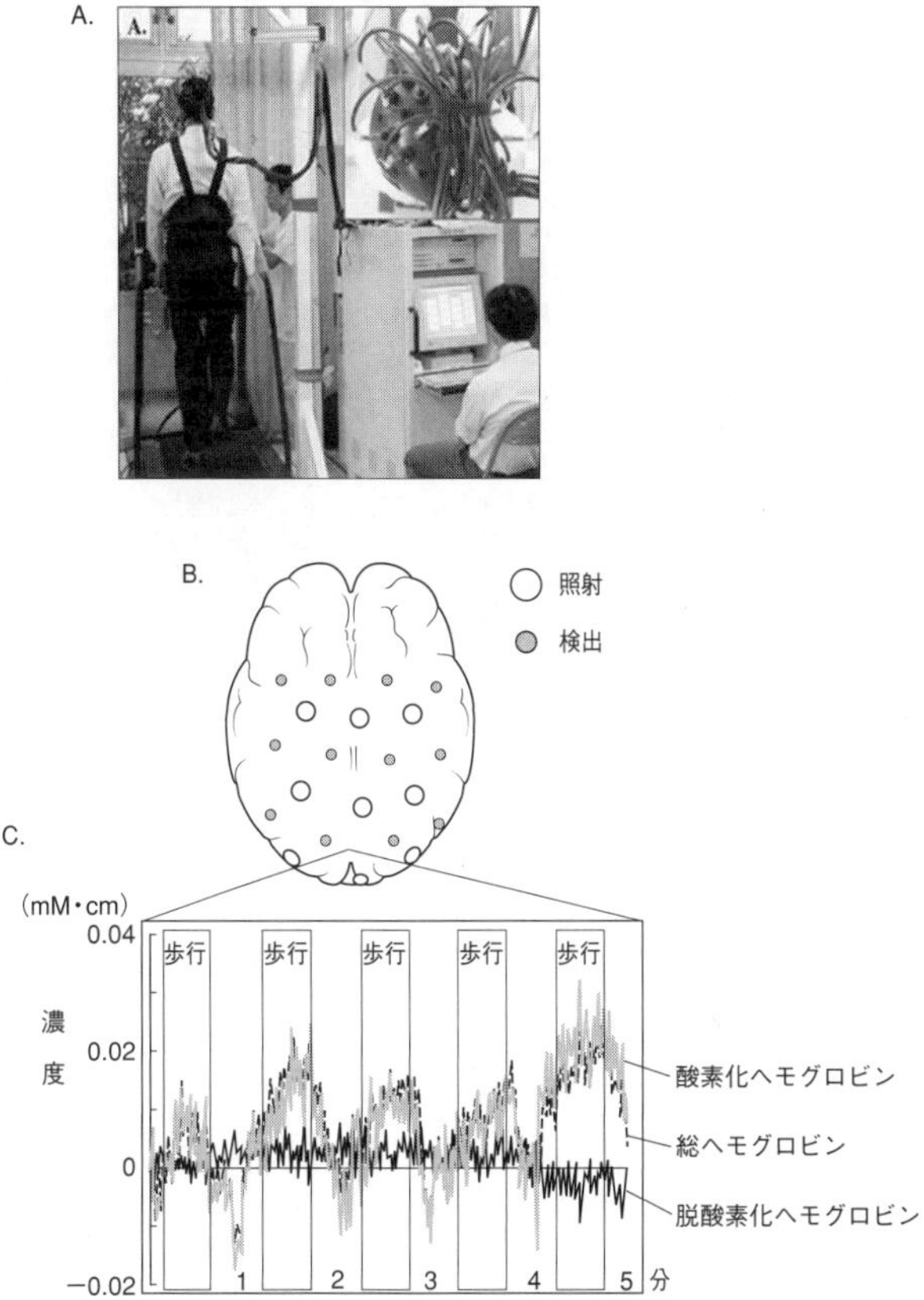

A. 測定風景と光ファイバーの固定用キャップ。B. 照射用光ファイバーと検出用光ファイバーの配置。照射と検出の間隔は3cm。C. 歩行時のヘモグロビン波形。太い灰色の線が酸素化ヘモグロビン、細線が脱酸素化ヘモグロビン、点線が総ヘモグロビン濃度。

図2・18　fNIRSによる歩行時の脳活動測定風景

在します。健常者がトレッドミル（ランニングマシーンのこと）の上で時速一キロメートルのペースで歩行したとき、一次運動野の内側とその前側にある補足運動野を中心に、ほぼ対称的に活動（酸素化へモグロビンの増加）がみられました（図2・19①）。歩行の場合は両方の下肢を動かすので両側大脳半球で一次運動野の活動がみられるわけです。

比較のために立ったまま歩かずに歩行時と同じように腕を振ると、両側の一次運動野の下肢領域より外側にある腕の領域が活動しました（図2・19②）。座ったまま足の関節を屈伸すると内側の一次運動野を中心に活動がみられますが、歩行時に比べて活動する範囲が限られています（図2・19③）。

さらに興味深いことに、歩くことを想像すると歩行時の脳活動に近い活動分布を示すことがわかりました（図2・19④）。実際の歩行と比べると活動の中心は一次運動野よりも前の補足運動野にみられますが、ここで大切なことは運動の想像をするだけで実際に運動をするときと同じような神経ネットワークが活動するということです。

このような理由からよい運動をイメージすることがリハビリテーションに役立つのではないかという考えが出てきています。この考え方が正しいかどうかはまだ十分には検証されていませんが、肯定的なデータも一部出始めており、家庭でも心構えだけで手軽にできるので、試してみる価値はあると思います。

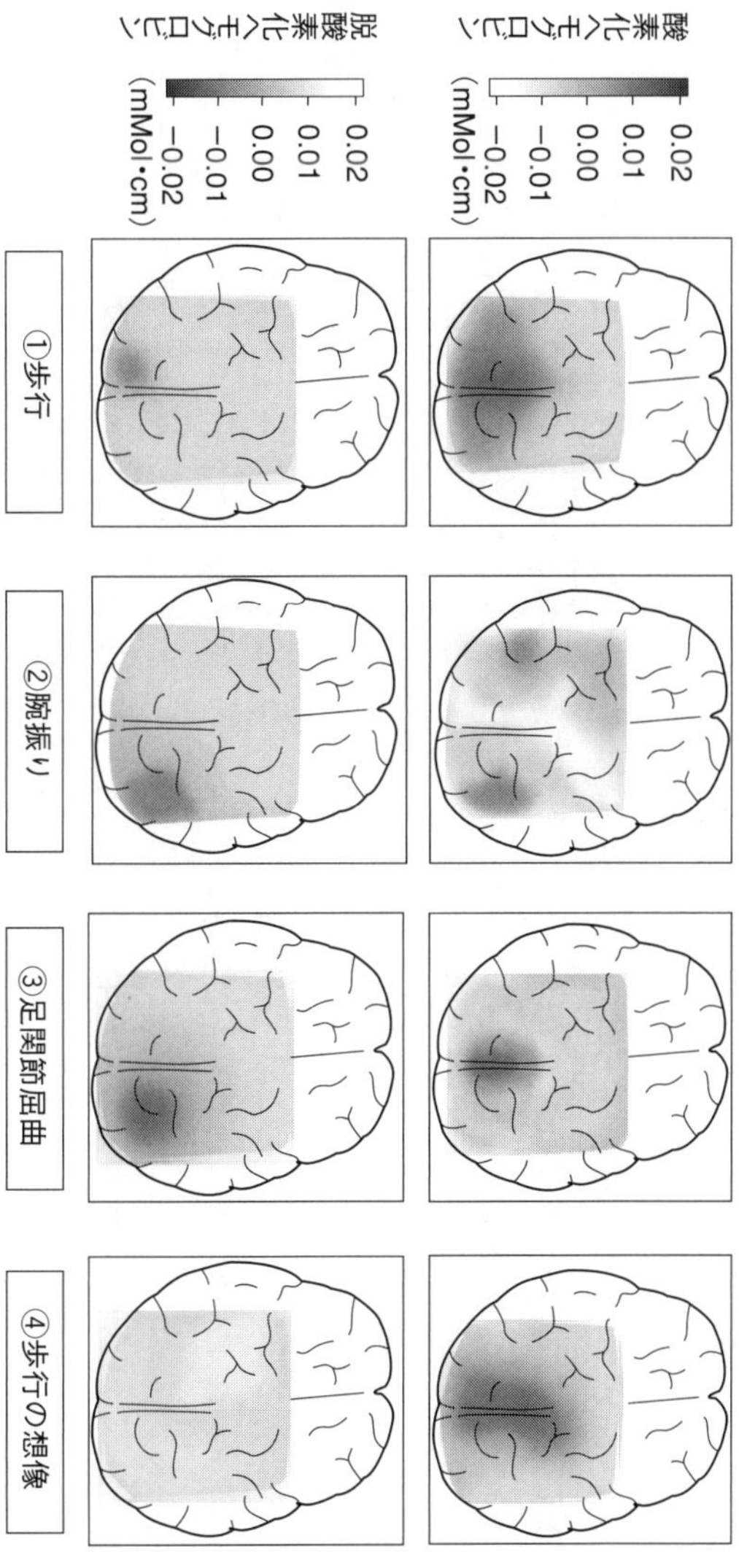

脳活動を酸素化ヘモグロビン、脱酸素化ヘモグロビンの濃度で表す。

図2・19　健常者の歩行時の脳活動

促通手技

少し話はそれましたが、脳卒中による片麻痺の患者さんが、麻痺した下肢をうまく振り出せないために歩けない場合の訓練法について考えてみましょう（図2・20）。

まず単純に考えるとセラピストが麻痺した足部をもってその振り出しを機械的に助けてあげることで歩行が可能になるでしょう。

さらに別のやり方として、足部を直接さわらなくても股関節から骨盤の部分をセラピストが歩行のリズムに合わせて傾けたり回転を加えたりすることにより、麻痺した下肢の筋肉の収縮を引き出すことができます。

これは、筆者らの病院でおこなわれているボバース概念に基づく治療に用いられるテクニックの一つで、促通手技《そくつうしゅぎ》とよばれるものです。

ボバース概念とは医師であるカレル・ボバース博士とセラピスト（理学療法士）のベルタ・ボバース夫人が開発・発展させたもので、中枢神経系（脳など）の病変のために筋緊張、動作や機能の異常を生じた個人の評価と治療に対する問題解決型のアプローチと定義されています。

これだけではなんのことかわかりにくいのですが、たとえば、脳卒中では麻痺のために、「脳卒中による運動麻痺の特徴」の項（四二ページ）で書いたように、本来の生理的な運動ができな

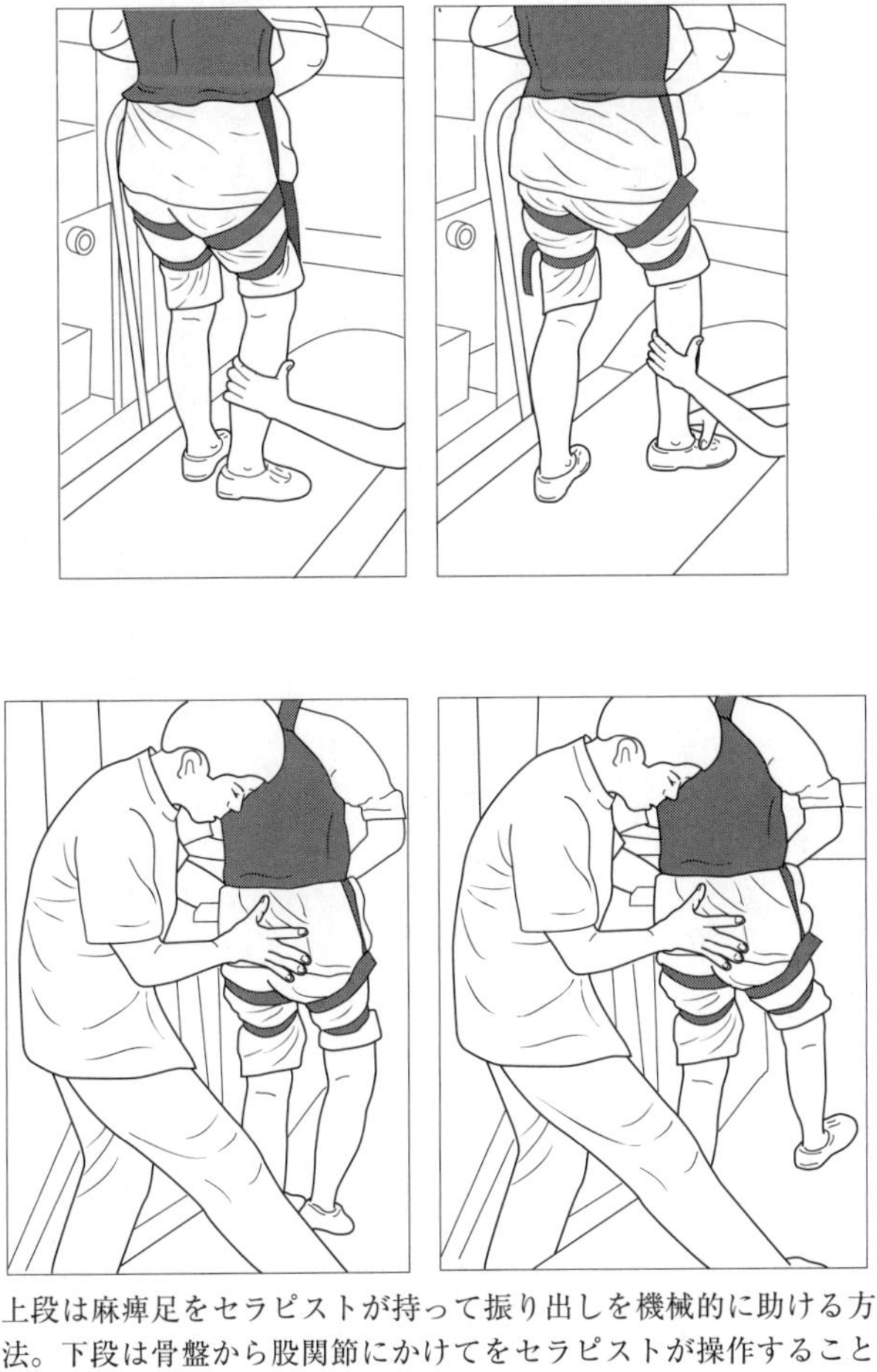

上段は麻痺足をセラピストが持って振り出しを機械的に助ける方法。下段は骨盤から股関節にかけてをセラピストが操作することにより振り出しを助ける促通手技と呼ばれる方法。

図2・20　歩行訓練におけるセラピストの介入方法の例

くなります。ボバース概念による治療は、セラピストが患者さんの麻痺した手足だけでなく、胴体や麻痺のない手足の動きや姿勢を整えたりして（ハンドリングといいます）運動や感覚の刺激を脳に入れていくことで、生理的なものに近い運動を引き出していくものです。

それでは、そのような訓練を受けている脳卒中の患者さんの歩行時にはどのような脳活動がみられるでしょうか。

実例で見る歩行機能の回復

最初に紹介する図2・21の左の患者さんは五〇歳代の右利き男性で、左大脳半球の一次運動野からの錐体路が走行している放線冠というところ（A）に脳梗塞を起こして右片麻痺が生じました。発症後五三日目にfNIRS装置を用いてこの患者さんのトレッドミル上での歩行訓練時の脳活動を調べました。

図の向かって左が左大脳半球で、図の上方が脳の前方です。最初に述べたセラピストの機械的な麻痺足の補助下での歩行では、病変のある左大脳半球の一次運動野の活動が右に比べて低下していることがわかります（B）。

つぎに麻痺した下肢の振り出しを助けるべく、促通手技による歩行訓練をおこなったところ、一次運動野付近の活動がより対称的になり、それより前にある補足運動野や運動前野の活動も増加しました（C）。この所見は、前述した脳卒中の患者さんが麻痺手を動かしたときの脳活動と類似していることがわかります。

それでは促通手技を用いることで誘発できたこのような脳活動が、機能回復に役立っているのでしょうか？

そこでこの患者さんが約二ヵ月の入院リハビリテーションを受け、自力での屋内歩行が可能になった発症後一一八日目に、介助なしで歩行しているときの脳活動を再評価しました。すると興味深いことにそのときの歩行でみられた脳活動は五三日目に促通手技でみられたものと似通っていることがわかったのです。

つまり、一次運動野の活動は左右対称となり、補足運動野や運動前野の活動もみられました（D）。補足運動野や運動前野より前の、前頭前野とよばれる領域の活動は、（C）の時点では大きかったのですが（とくに左半球）、歩行機能が改善した（D）の時点では活動が減少していました。前頭前野は注意の集中や新しいことに遭遇したときに活動することがわかっているので、歩行機能が改善した時点では以前ほど注意を集中しなくても運動が可能になったことを反映しているのかもしれません。

図2・21右の患者さんは重度の左片麻痺をもった五〇歳代の右利き男性です。脳梗塞による右大脳半球の病変も広範囲にわたり（A）、大脳皮質の一次運動野やその出力経路である錐体路の

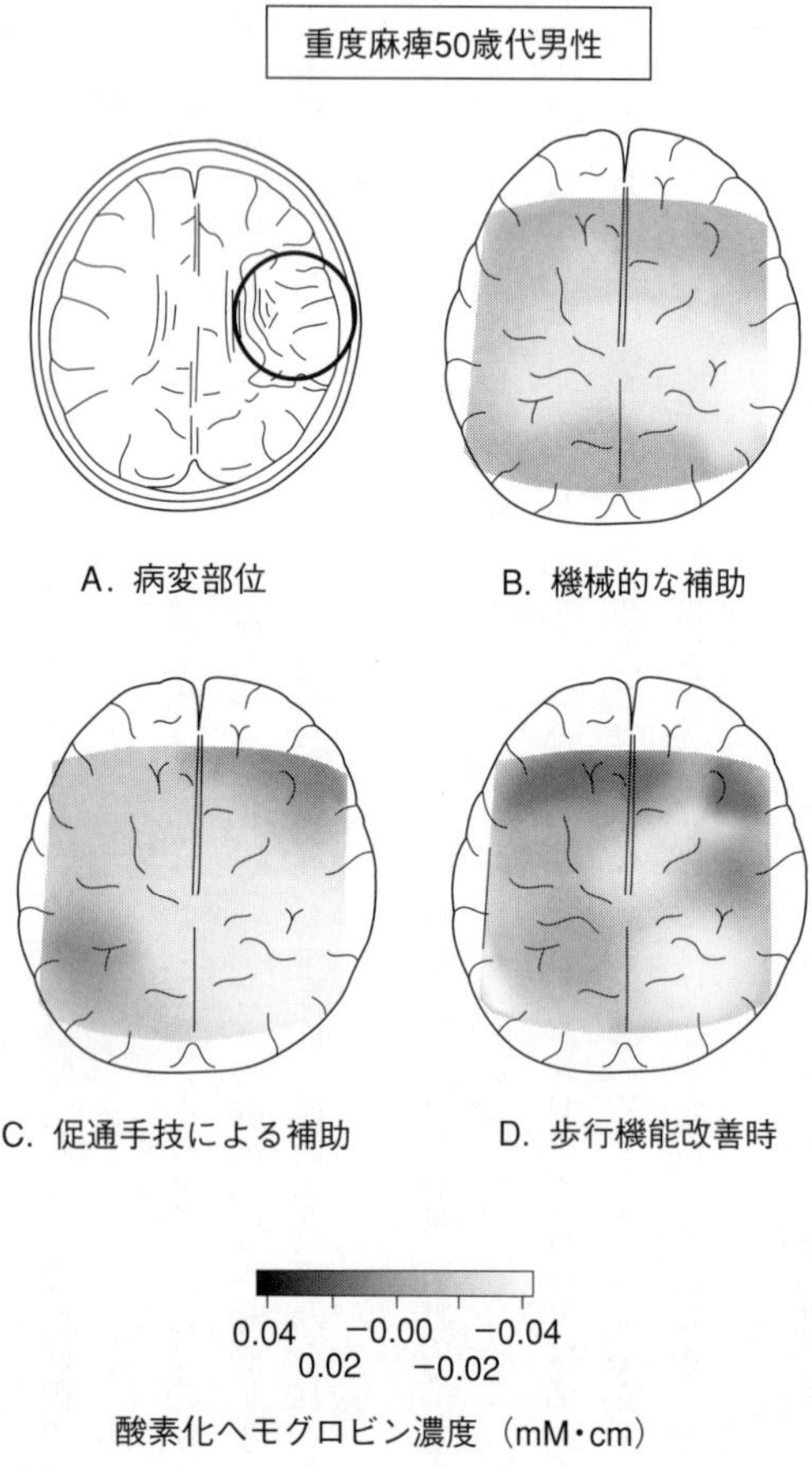

A. 病変部位、B. リハビリテーション開始時の歩行時の脳活動（機械的補助）、C. リハビリテーション開始時の歩行時の脳活動（促通手技適用）、D. 数ヵ月のリハビリテーション後の歩行時の脳活動を示す。

図2・21　脳卒中患者の歩行時の脳活動

軽度麻痺50歳代男性

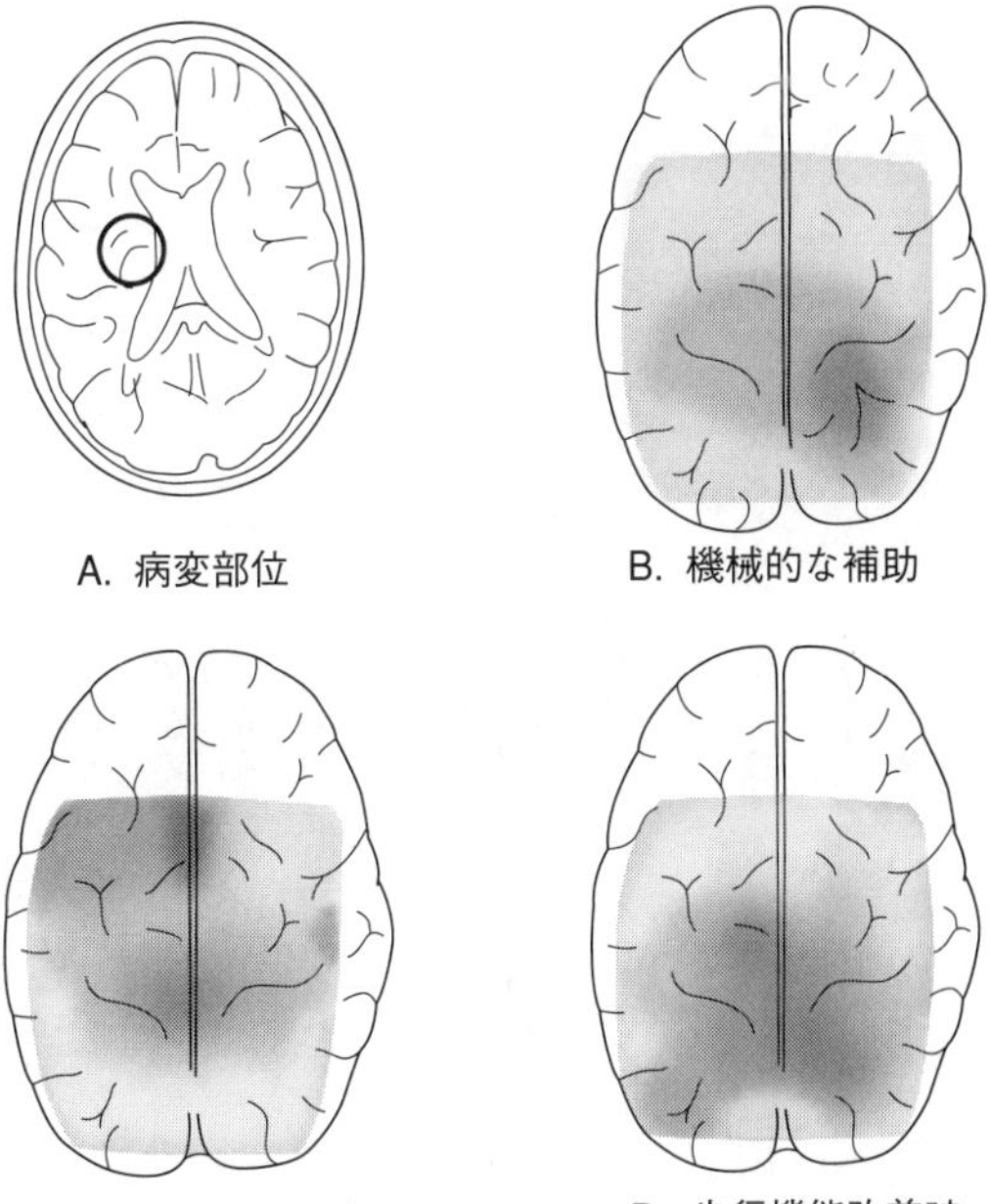

A. 病変部位　B. 機械的な補助　C. 促通手技による補助　D. 歩行機能改善時

ダメージも大きいと考えられました。発症後一〇二日目に歩行時の脳活動を測定しましたが、じつはこの患者さんにとってこれが脳卒中発症後初めて歩行を経験した記念すべき日になりました。

　麻痺が強いためそのままでは歩行訓練ができないので、パラシュートのジャケットを装着してからだを吊るし、体重の負荷を一部軽減しながらトレッドミル上で歩行訓練をおこないました。これは、**体重免荷下トレッドミル訓練**（BWSTT：body weight supported treadmill training）とよばれる訓練法です。これにより体重の二〇％を軽減し、かつセラピストが麻痺した足の振り出しを助けることで訓練をおこないました。

麻痺足の振り出しの機械的な補助下の歩行では、病変のある右大脳半球の一次運動野周辺では活動はみられませんでしたが、代わりにその前の運動前野の活動がみられることがわかりました（B）。つまり、ダメージを受けた一次運動野の代わりに、残存している運動前野が働くことにより歩行がある程度可能になったと考えられます。さらに病変のない左大脳半球では、一次運動野と運動前野に淡い活動がみられました。

つぎに先ほど述べた骨盤と股関節をセラピストが操作する促通手技を用いて歩行訓練をおこなったときに脳の活動を調べたところ、麻痺足の機械的補助下の歩行時にもみられた病変半球の運動前野と、病変のない側の一次運動野の活動が明らかに増強されていることがわかりました（C）。

この患者さんはリハビリテーションを続けた結果、幸いにして杖を用いて監視した状態で屋内を歩行できるようになりました。発症後一七三日目に促通手技を用いずに麻痺足の振り出しを軽く補助しながら歩行していただき、そのときの脳の活動を測定したところ、左の患者さんと同様に、一回目に促通手技を用いた歩行時の活動と類似していました（D）。これはつまり、促通手技により得られた脳活動のパターンが機能回復に役立っている可能性が高いと考えることができます。

対称性指数で見る歩行機能の回復

　この二人の患者さんの脳活動からもわかるように、片麻痺歩行時の脳活動の特徴は、一次運動野の非対称な活動（一次運動野の活動が病変半球で減少）と、運動前野など他の皮質領域が活動することであるといえます。

　そして歩行機能が改善したときには一次運動野の活動が対称的になることと、とくに重度麻痺例では病変半球の運動前野の活動が増加することがわかりました。

　逆にこのような脳活動を起こすようなリハビリテーションをおこなうことによって、さらに機能回復が早まる可能性があります。脳活動を観察することがリハビリテーションの方法の是非を検証する補助的な役割をもつ可能性もあるでしょう。

　さらに脳活動の変化と実際の歩行の改善の関係をみるために、一次運動野の活動の左右差を表す指標である脳活動の対称性指数（＝〈病変半球の活動－非病変半球の活動〉÷〈病変半球の活動＋非病変半球の活動〉）と、足の振り出しにかかる時間の左右差を表す指標である歩行の対称性指数（＝〈非麻痺足の振り出しにかかる時間－麻痺足の振り出しにかかる時間〉÷〈非麻痺足の振り出しにかかる時間＋麻痺足の振り出しにかかる時間〉）を計算しました。

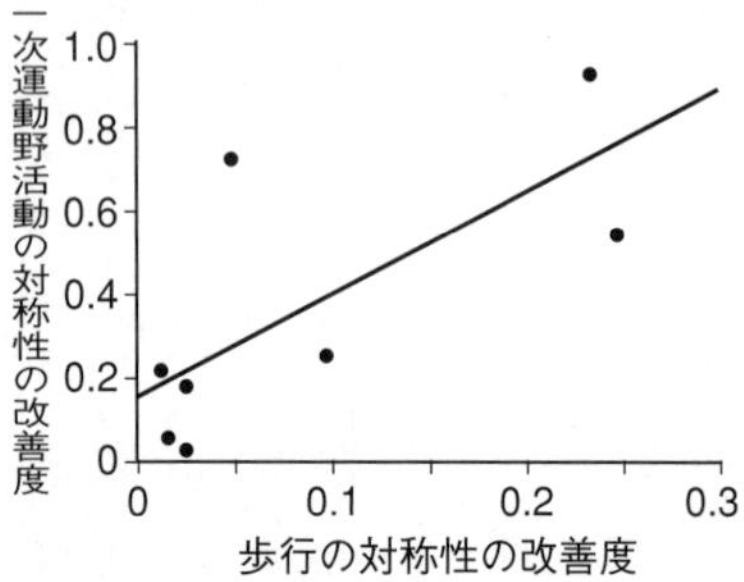

麻痺側と非麻痺側の足の振り出しにかかる時間の対称性改善度合いと一次運動野活動の対称性改善度合いには相関がみられる。

図2・22　歩行の改善と脳活動の改善の関係

対称性指数は左右が対称であるとゼロになります。脳活動の対称性指数は、プラスのときは病変半球の活動のほうが活発であることを意味し、マイナスになると非病変半球の活動のほうが活発ということになります。歩行の対称性指数は、プラスのときは非麻痺足の振り出しが麻痺足の振り出しよりも時間がかかることを意味し、マイナスになると逆に麻痺足のほうが非麻痺足よりも振り出しが速いことを意味します。

約三ヵ月の入院リハビリテーションの前後で歩行と脳活動の対称性指数の変化を脳卒中患者八例（男五例、女三例、右麻痺四例、左麻痺四例、平均年齢五七歳、発症後平均三ヵ月）で調べました。この結果、一次運動野活動の対称性の改善は歩行の改善が関連していることが証明されました。歩行が改善して足の振り出しの左右差が改善した患者さんほど、一次運動野の活動の左右差も改善していたわけです（図2・22）。

歩行するための脳のしくみ

このように歩行に関しても、手指の場合と同様、脳活動が変化し機能が改善することや、そのような変化をリハビリテーションにより引き起こすことが可能であることが理解していただけたでしょう。

さて歩行を可能にする脳の神経ネットワークは、階層的な構造をとることがわかっています。大脳では一次運動野に加えて、運動前野や前頭前野、さらにその下位にある脳幹部や小脳、脊髄までもが歩行の制御に関与します。

私たちがふだん歩くときのことを考えてみましょう。たとえば、いつもの道を駅まで歩くときに、いちいちまず右足を出してつぎに左足を出してと考える人はいないでしょう。私たちは知人と話をしながらでも何かを食べながらでも歩くことを意識せずに歩くことができます。しかし、段差があったり、前から自転車が走ってきたりすると、少し足を高く上げたり、スピードを緩めたり障害物を横によけたりする動作が必要になります。

つまり、歩行には「自動的な動作」という側面と、視覚などから入ってきた情報に対応して即座に「環境に適応する動作」という側面の二つがあるのです。前者を脳幹部や小脳、脊髄といった大脳より下位にある部分が中心となって、後者を大脳皮質の一次運動野、運動前野、前頭前野などが中心となって担っていると考えられています。

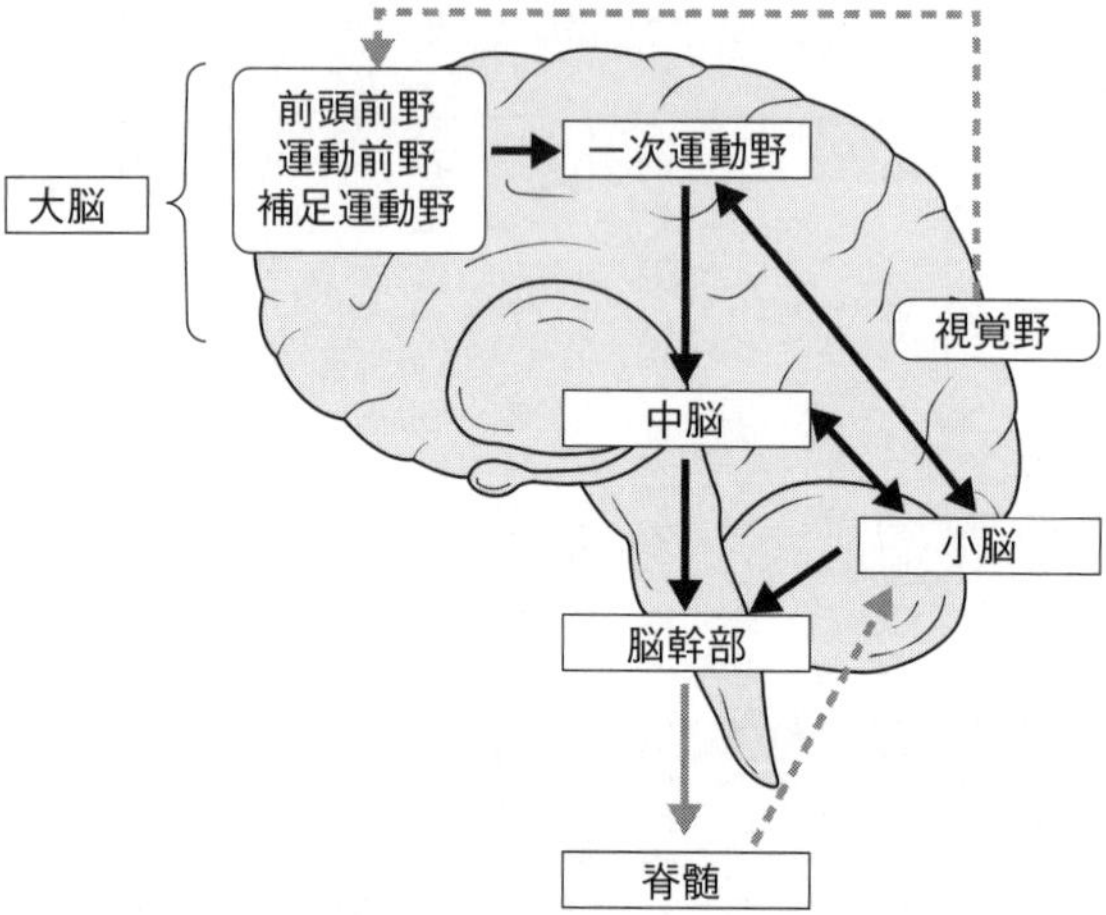

図2・23　歩行の制御にかかわるCPGの模式図

さて、先ほど説明したような、からだを吊り上げて体重の一部を免荷した歩行訓練（ＢＷＳＴＴ）をおこなっている状態で、ｆＮＩＲＳの測定をおこなったところ、脳卒中の患者さんでは予想に反して、むしろ一次運動野全体の活動が減少することがわかりました。

このとき患者さんは体重の一部が支えられたことにより足が出やすくなったと感じることが多いようです。つまり比較的意識しなくても足を運べる状態になると考えられます。

これを前述の歩行の制御の階層的な構造に当てはめてみると、ＢＷＳＴＴによる一次運動野の活動の減少は、歩行の制御の中心が大脳皮質からそれより下位の脊髄などに相対的に移った結果であると考えて矛盾はありません。

その脊髄には**中枢性歩行パターン発生機構**

（CPG：central pattern generator）とよばれる歩行を制御する中枢が存在すると考えられています（図2・23）。たとえば、脊髄に完全な損傷を受けて、大脳からの運動の命令が届かない状態になったネコでも、トレッドミル上でからだを支えれば四足で歩行ができることがその根拠の一つです。

自動的な動作、たとえば歩行のようなリズムは、脳幹部や脊髄のCPGでつくられ、一方で環境に適応する動作は大脳皮質の一次運動野、運動前野、前頭前野などが中心となって担っていると考えられます。

このようなことから、BWSTTは、脊髄損傷による対麻痺（両下肢の麻痺）の患者さんの訓練法として導入されはじめ、最近は例にあげたように脳卒中の患者さんに対する歩行訓練でも応用されています。

一方、歩行のうち「環境に適応する動作」をおこなった場合の脳活動も、fNIRSで実際に調べてみました。健常者がトレッドミルのベルトの上にひいた線をまたぎながら歩行をおこなったところ、「自動的な動作」のときにはあまり活動がみられなかった運動前野や前頭前野の活動が、予想どおり増加しました。

脳卒中の歩行障害に対するリハビリテーションでは、まずは障害物のない状況で麻痺した下肢をうまく振り出す動作と、麻痺のない下肢を振り出すときに麻痺した下肢でうまく体重を支える動作を学習する必要があります。

しかし、さらに社会での活動をより広げるためには、外部の環境に応じて、歩行のスピードや歩幅や足の上げ方などを調節する訓練も重要になってきます。そして、これらの訓練で「鍛えられている」脳の部位はそれぞれ異なっているというわけです。

リハビリテーションで脳を変える

二一世紀はリハビリテーションにとっても大きな変革の時期であるといえます。

リハビリテーションによって脳が変わることがわかったことで、訓練方法に対する考え方が変化しつつあるからです。従来は経験的な知識に頼る部分が多かった脳卒中のリハビリテーションが、何をすればどのように脳が変わり、どのくらいよくなるかという観点から検証できる時代がやってきました。これは脳卒中に限らず、脳神経にダメージを受けたために障害を生じたすべての患者さんのリハビリテーションに応用できる考え方です。

さらにダメージを受けた脳に、神経細胞のもとになる幹細胞（ＥＳ細胞）とよばれる細胞を移植する、あるいは神経細胞の成長を促す薬剤を使用するといった、再生医学を応用した治療法も現実のものになりつつあります。しかし、このような高度な先進医療技術を用いた場合でも、移植された神経細胞や成長した神経細胞が、新しい神経のネットワークをつくり機能回復に貢献するためには、それに加えてリハビリテーションをおこなうことが重要であることはいうまでもありません。

第3章

リハビリで脳が変わる

ランドルフ・J・ヌード

（翻訳：内藤栄一、羽倉信宏）

3・1 アメリカにおける脳卒中の現状と研究の方向性

アメリカでも深刻な問題である脳卒中

本章では、損傷（ダメージ）を受けた脳がどのように機能を取り戻していくかについて説明します。

この一〇年で脳に損傷を受けた患者に対処するしかたが大きく変わってきました。脳損傷にもさまざまな原因がありますが、脳卒中がもっとも一般的なものです。脳卒中は、その人物が偉大であろうとも、明るい未来が約束されていようとも起こってしまう可能性があるのです。

アメリカの有名俳優カーク・ダグラスは、数年前に脳卒中で倒れ、大きな後遺症を残しました。彼の体験を記した本『MY STROKE OF LUCK〈幸運だった私の脳卒中〉』（ハーパー・コリンズ、ニューヨーク、二〇〇二年）に書かれていることなのですが、ダグラス氏は、脳卒中にかかったあと、自分の人生にとって何がもっとも大切なのかを考え直すようになったそうです。その後、彼は驚くべき回復を見せました。彼がいまだにある程度の後遺症とたたかっているのは事実ですが、卒中後のうつ状態とのたたかいに打ち勝って、残りの人生を積極的に生きようと努力しているよい例です。

脳卒中はアメリカにも非常に大きな影響を与えています。アメリカでは、死因の第三番目に位置し、平均して四五秒ごとにだれかが脳卒中で倒れて苦しんでいます。アメリカの脳卒中患者は七〇万人を超え、全世界で計算すれば脳卒中患者はおそらく二〇〇〇万人以上いることでしょう。したがって脳卒中は世界中での大問題だといえるわけです。

脳卒中にかかった人の何人かは残念ながら生きながらえることができません。しかし、ほとんどの人はその闘いから生還します。またほとんどの脳卒中は比較的老齢の人に起こることが知られています。

日本と同じようにアメリカでも老人の人口は増え、平均寿命は年々延びています。二〇〇二年にアメリカで発表された統計によれば、二〇〇三年に五〇歳の誕生日を迎えた女性が一〇〇歳まで生きる確率は四〇%だそうです。男性では残念ながらそれほどよくはありませんが、二〇〇三年に五〇歳の誕生日を迎える人が一〇〇歳まで生きのびる確率は一七%だそうです。これらはどちらも高い数値であり、これからアメリカでは老人人口がさらに増え、それにともなって脳卒中が高い頻度で起こるようになることが予想されます。

そして脳卒中になった人が一命を取り留める確率が高くなってきた現在、単に人口の老齢化による脳卒中の増大だけが深刻な問題となっているわけではありません。現在、アメリカには脳卒中からの生還者が四四〇万人もいて、そのうちの二五%は重篤な後遺症を残しており、政府は毎年五〇〇億ドルもの負担を強いられています。これは重篤患者がもはや仕事ができないために、政府がその生活費用や入院費用を補助する必要があるからです。

脳卒中研究への興味を増大させる五つの要因

これらの現実があるにもかかわらず、現在できることは限られています。けれども脳卒中研究に注意を向け、脳卒中のあとに続く長い後遺症の人生をよりよくする方法を見つけようとする動きが出てきました。脳卒中研究への関心が増大した要因として、五つの理由をあげることができると思います。

1・凝固退治——ｔＰＡ（組織プラスミノーゲン活性化因子）の利用

第一にあげられるのは、脳卒中の急性期のよい対処法がわかったことです。脳卒中患者が病院の救急治療室にすばやく搬送され、もしその病院に放射線技師と画像診断装置があって、さらに脳卒中発作が起こって数時間以内であれば、ｔＰＡによる治療を受けることができます。この薬剤は脳の血管をつまらせた血液のかたまりを小さな断片に分解してしまいます。この治療が発症から三時間以内におこなわれた場合、脳卒中からの生還率は高く、後遺症の残る可能性も減少します。

しかしこれはあまりにも要求が高すぎます。いつ起こるかわからない脳卒中に対して、つねに患者を病院にすばやく搬送できるでしょうか？　病院側も放射線技師や画像診断装置をつねに脳卒中患者の来院のみに割り当てることは不可能でしょう。これらを実現するためには、体制を整備するための長い教育的な努力が不可欠です。しかも、なるべく早く病院に搬送することができるように、社会全体が脳卒中の初期症状をよく知っている必要があります。

筆者の母親がよい例です。彼女は二〇〇二年の一一月に脳卒中になりました。幸運なことに彼女の脳卒中は軽度で、いまは比較的うまく回復しています。

母はｔＰＡ治療をすばやく受けることはできませんでした。彼女は脳卒中発作を夜中に起こしたのです。ベッドから起きあがって、気分が悪かったのですが、トイレに歩いていきました。しかしよろけて倒れそうになり、ベッドに歩いて戻りました。その後、家族のひとりをよんで「気分が悪い」と告げましたが、しゃべり方がおだやかだったので、家族が母を病院に連れていったのは翌朝のことになってしまったのです。診断は、大脳基底核の脳卒中でしたが、幸運にも軽度だったため、彼女は二四時間以内にほとんどすべての機能を回復することができました。

筆者の母の例でもわかるように、ｔＰＡ治療を受けられる時間内に病院へ行き、脳卒中の診断を受けることができないのがほとんどの脳卒中患者のケースです。

しかしｔＰＡ治療が開発されたことによって、社会で脳卒中への意識が高まったことには大きな意義があります。治療を受けることのできる時間内に患者を病院に連れていくには社会全体が関わらなければなりません。現在、少なくともアメリカでは、脳卒中の症状のリストをいたるところで見ることができます。アメリカでは心臓発作と同じく発作直後の対処が重要と認知させるために、脳卒中を脳発作（ブレイン・アタック）とよぶキャンペーンも出てきています。

2・神経保護剤

つぎにあげられる要因は神経保護剤です。脳卒中によって引き起こされた損傷を軽減させる試みとして、いくつもの効果の期待できそうな神経保護剤が試験されてきました。さまざまな薬物で動物実験がおこなわれ、数年前には、脳卒中を起こさせたラットにこの種の薬物を与えるとよりよく回復し脳損傷量も軽減できたという結果が発表され、非常に大きな期待が寄せられました。この発表は非常に刺激的で、実際、当時は世界中のすべての製薬会社が神経保護剤についての研究を始め、同時にヒトを対象とした臨床実験も始められました。

しかしながら、時が経ち、現在からその当時の結果を振り返ると、一〇〇種類以上も試された神経保護剤の臨床実験で成功したものは一つもありません。もともとのラットの実験が何かしら間違っていたのでしょう。

結果として、ここ数年で、製薬各社は神経保護剤の研究を投げ出してしまいました。それだけでなく、脳卒中の研究、神経科学の研究そのものも投げ出してしまいました。筆者が神経保護剤の研究プログラムに関わっていたいくつかの大きい国際的な製薬会社は、神経科学部門を廃止し、撤退してしまいました。この分野はいまでも非常に重要な領域なのですが、残念ながら現状は成功の目途が立っていません。

しかし、結果として、脳卒中研究への興味を高めることにはたいへん貢献したといえます。

3・画像診断技術《ニューロ・イメージング》の発展

第三の要因は、これからあとの話のなかでいくつか出てきますが、核磁気共鳴装置（MRI）、機能的核磁気共鳴装置（fMRI）、脳磁図（MEG）、経頭蓋磁気刺激法（TMS）、ポジトロン断層撮影（PET）などの画像診断技術が大きく発展したことがあげられます。これらの発展によって、損傷後の脳の機能について、より的を絞った仮説のもとで検証することが可能となり、五年前に比べわずかながらも多くのことがわかるようになりました。

4・神経可塑性《かそせい》原理の成熟

第四の要因は、マイケル・マーゼニック博士やほかの研究者たちによって、一九八〇年代初期から科学的な原理として発展させられてきた脳の可塑性の原理です。筆者はこれがもっとも重要であると思っています。

可塑性とは、学習や経験をすることによって脳細胞のシナプス結合が変わり、それにともない行動にも変化が現れることを意味します。ちょうどプラスチックや粘土のように簡単な操作で成形できることを連想してください。脳も粘土のように柔軟に役割を変える性質があるのです。

筆者が大学を卒業し、UCSF（カリフォルニア大学サンフランシスコ校）のマーゼニック博士（医学部生理学教室の教授）といっしょに研究がしたいと思っていた八〇年代の半ばには、これはまだ議論の余地の多い分野でした。それから二〇年も経たないうちに、脳が通常のときでも、損傷のあとでも、変化する可塑的性質をもっていることはだれもが受け入れる事実となりました。そして実際にわれわれはその可塑的変化を目の当たりにしてきました。

5・慢性卒中に対する新しい治療法

五番目に、ニューロ・リハビリテーション（神経リハ）の世界が新たな局面を迎えることになったことです。それは慢性的な発作やその他の神経障害に対する治療法の発達です。

これらの治療法は神経可塑性の原理に基づいてつくられています。むこう一〇年の間に、セラピストたちはいままでのような単に経験のみに頼った治療をするわけにはいかなくなるでしょう。脳の可塑性の原理に裏づけられた新しいテクニックを発展させていく必要があるのです。

しかし第2章にもあるように、リハビリテーションの分野ではほかの分野に比べて、ある治療がたしかに役立つということを科学的に示すのが非常に困難という問題もあります。つまり、この分野では精密な研究をすることが非常に困難なのです。

薬理学の研究では、プラセボ（偽薬）を設定し、実際の薬の効果と比較することは非常に簡単でした。ではリハビリテーションの分野でプラセボは何にあたるのでしょうか？　また薬理学の対照実験では薬を与える実験群と偽薬を与える統制群をランダムに選んできちんと決める必要がありますが、リハビリテーションでは何が統制群にあたるのでしょうか？

どちらも定義するのがたいへん難しい問題です。事例の数は少ないのですが、いくつか非常にうまくコントロールされた臨床的な対照実験があるにはあります。その結果は非常に有用で、これらの結果が脳の可塑性の原理と結びつき、リハビリテーションを新しい方向に導きつつあることはあとで説明します。

時が経つにつれ、脳の可塑性原理に基づいた新しいリハビリテーションのアプローチの潮流が生まれ、それがさらに臨床場面で発展していくことになると思われます。そのためには、まったく新しい考え方をもった研究者、学生、セラピストたちが必要となってきます。

研究者は自分たちの研究結果が治療の現場に与える影響を意識しながらでないと研究することはできません。また、セラピストも自分たちがおこなっている治療のアプローチを変えるかもしれない脳科学を無視することはもはやできません。

筆者らの研究グループでは、いま、これらのスタッフを一つのチームにまとめています。これから、他の医療機関でも研究者やセラピストがともに働くことが多く見られるようになるでしょう。これは筆者の考えですが、つぎの一〇年でなんらかの答えが見つかると思います。

脳は卵か?

有名な西洋の童謡に「ハンプティ・ダンプティ」というのがあります。登場人物のタマゴ君が座った塀から落ちて割れてしまい、だれも彼をもとには戻せなかった、という童謡です。

筆者は研究を通じて、脳はけっして卵と同じではないことを示したいと思っています。卵のように壊れやすいかもしれません。たしかに失われたカケラは戻らないかもしれません。しかし、割れたらけっしてもとに戻らないわけではないのです。

脳は生きています。損傷した部分を補うために、脳のほかの部位は自らの構造を変化させ役割を変える可塑性というすばらしい特性をもっているのです。脳科学の発展により、脳がどれくらい何に対して可塑的であるのかがどんどん明らかになってきました。

いまや医療の専門家向けでない一般的な雑誌や新聞でも、脳の可塑性に触れた記事は珍しくありません。たとえば、アメリカの非常に有名な生活雑誌『ライフ』でも特集が組まれています。

しかし残念ながらいま言えることは、研究者たちは脳の機能を理解するごく初期の段階にいるということです。

３・２　学習における脳の変化

一次運動野の体部位再現

これから、からだの各部位の制御（コントロール）に関わる脳の領域のうち、上肢（腕と手指）を制御する領域を中心に説明します。

第2章にもあるように、運動の指令を発する細胞体が位置する一次運動野には、あたかも地図のように、どの部分がからだのどの部位を動かしているかの対応関係があります。また一次運動野を刺激すれば刺激した領域に対応したからだの部位が運動を起こすことが確かめられています。たとえば手の領域を刺激すれば実際に手が動き、顔の領域を刺激すれば顔の筋肉が動きます。この地図を絵にしたものが**運動ホムンクルス**（運動小人間）です（図２・５参照）。

この地図は比較的昔に、カナダの脳外科医であったペンフィールドによってつくられました。ペンフィールドは局所麻酔下で脳外科の手術をおこない、腫瘍などの病巣の除去をおこなっていました。彼は患者の手の制御や話すといった行為を損ねないように、除去する領域の周辺を電気刺激して手術位置を同定していたのです。これは一九三〇年代や四〇年代の話です。現在、この電気刺激装置に相当するものはｆＭＲＩでしょう。

これが脳に対する現在の「目」です。これらの脳の地図を見る技術は、損傷後の回復時に見られる脳機能の変化を理解するために用いられています。

脳が損傷によってどのように変化するか、そして、神経科学を用いてどのように新しいリハビリテーションの手法を生み出すかを説明するのが本章の目的です。そのためにまず、通常の運動技能学習の際に生じる脳の可塑的な変化を説明しましょう。

たとえばアメリカ国内のコンクールで優勝した経験をもつあるピアニストは、毎日何時間も練習します。さまざまな順序の指使いを何回も、しかも両手で、練習します。このような手を使う技能がどのように脳の機能に影響を与えるかを理解するために、動物を使ったモデルを示します。これらの動物実験の利点は、単細胞のレベルや細胞群のレベルで脳機能を調べることができることです。

リスザルでの実験

筆者らの研究グループが実験に用いている動物はリスザルです。リスザルは南米（ほとんどはブラジル）に野生で生息し、森の木々の樹冠で四〇から六〇匹の大きなグループをつくって行動しています。リスザルは、手を比較的うまく使って生活するという特徴があります。雑食性で、花、果実、昆虫などをエサとしています。リスザルはヒトやほかの霊長類とは違って、精密把握（指だけでものをつかむこと）ができません。しかしとても上手に手の技能を学習するのです。

このリスザルに対して、小さい穴からエサのペレットをつまみ出すという手の技能を学習させました。ペレットはリスザルにとって非常においしいものなので、彼らは一日に何百個もつまみ出します（図3・1）。

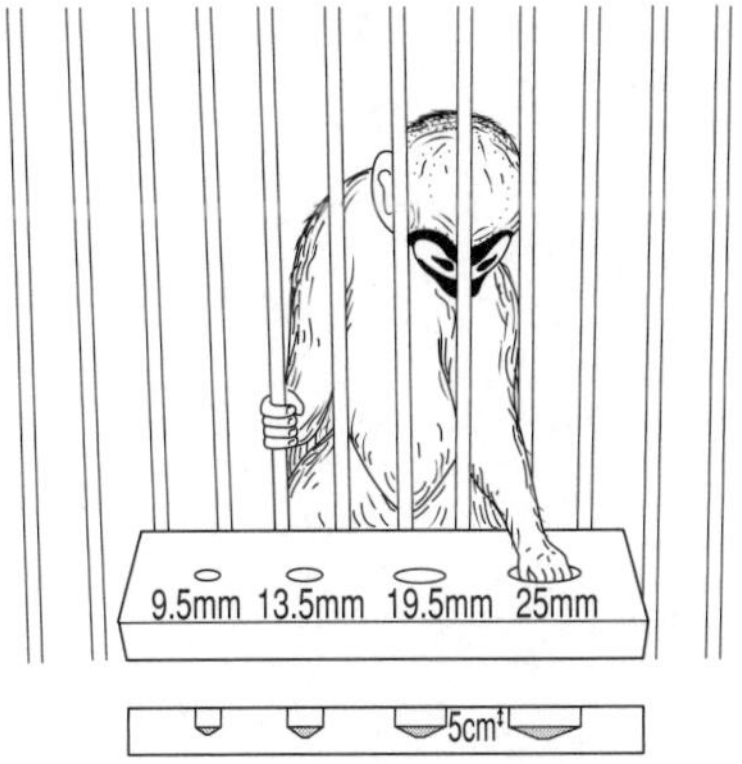

穴の大きさが、運動の難しさに対応する。

図3・1　リスザルの運動技能学習

課題の難易度はエサ穴の大きさによって決めます。非常に大きな穴からペレットをつまみ出す場合、いってみればティー・カップの中から何かをつまみ出すようなものなので、ペレットをつまみ出すのにほとんど技能を要しません。一方、指を二本しか入れることができない小さな穴からつまみ出すには運動技能が要求されます。リスザルがこの技能を徐々に獲得し、それに要する時間をみることで、どのくらい早く技能を発達させているのかを測ることができます。

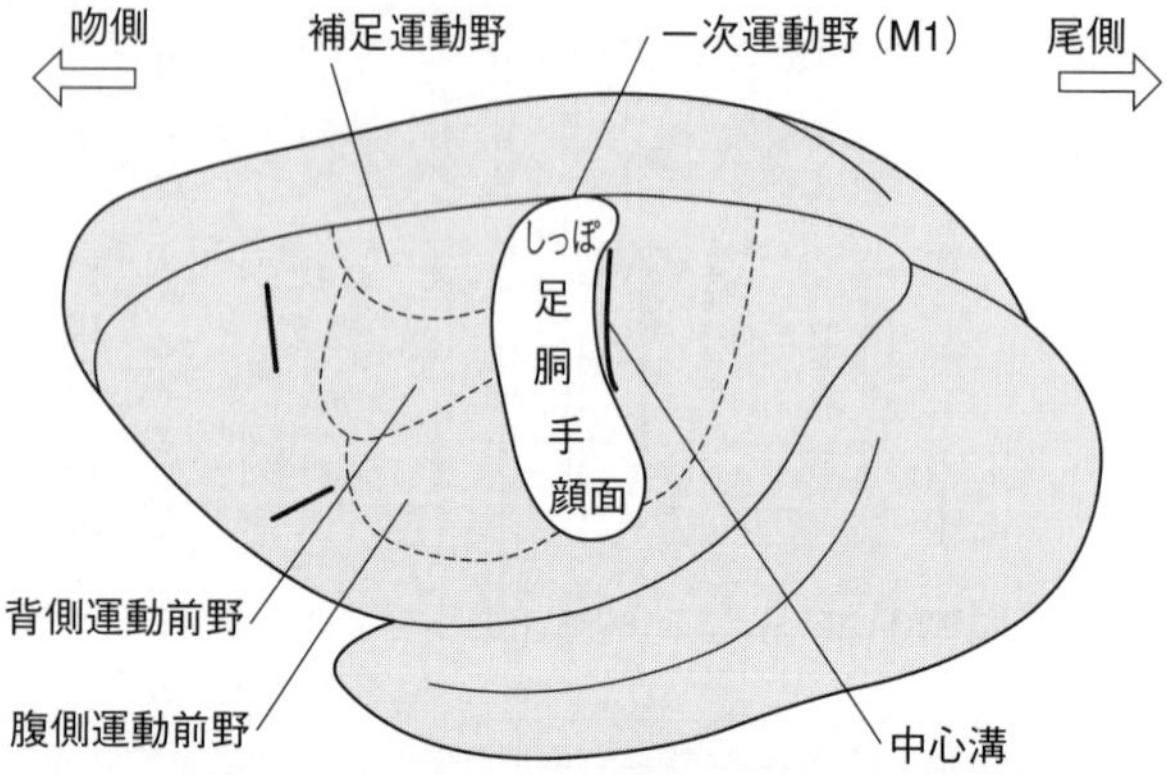

一次運動野にはからだの各部位に対応した地図がある。

図3・2　リスザルの左半球の脳の背外側面の模式図

この技能習得の過程で、一次運動野で何が起こっているのかを調べます。リスザルの脳は、ヒトの脳やほかの霊長類の脳とは異なり比較的平らになっているので、脳の反応を調べるのに適しているのです（図３・２）。

ヒトの脳は中心溝が非常に深く、手の領域はその溝の奥深くに位置しているため、電極などで直接調査することが困難です。

ところがリスザルの場合は手の領域が脳表面にあるので、運動の指令を発する運動神経細胞がある深い層（第Ｖ層）にまで簡単に微小電極を刺入することができます（図３・３Ａ）。この運動神経細胞には脊髄まで伸びる非常に長い軸索があり、そこで脊髄にある下位の運動神経細胞（運動細胞）と接続しています。この脳の表面にある、手の動きを支配する運動神経細胞を微小な電流で刺激すれば、たとえ

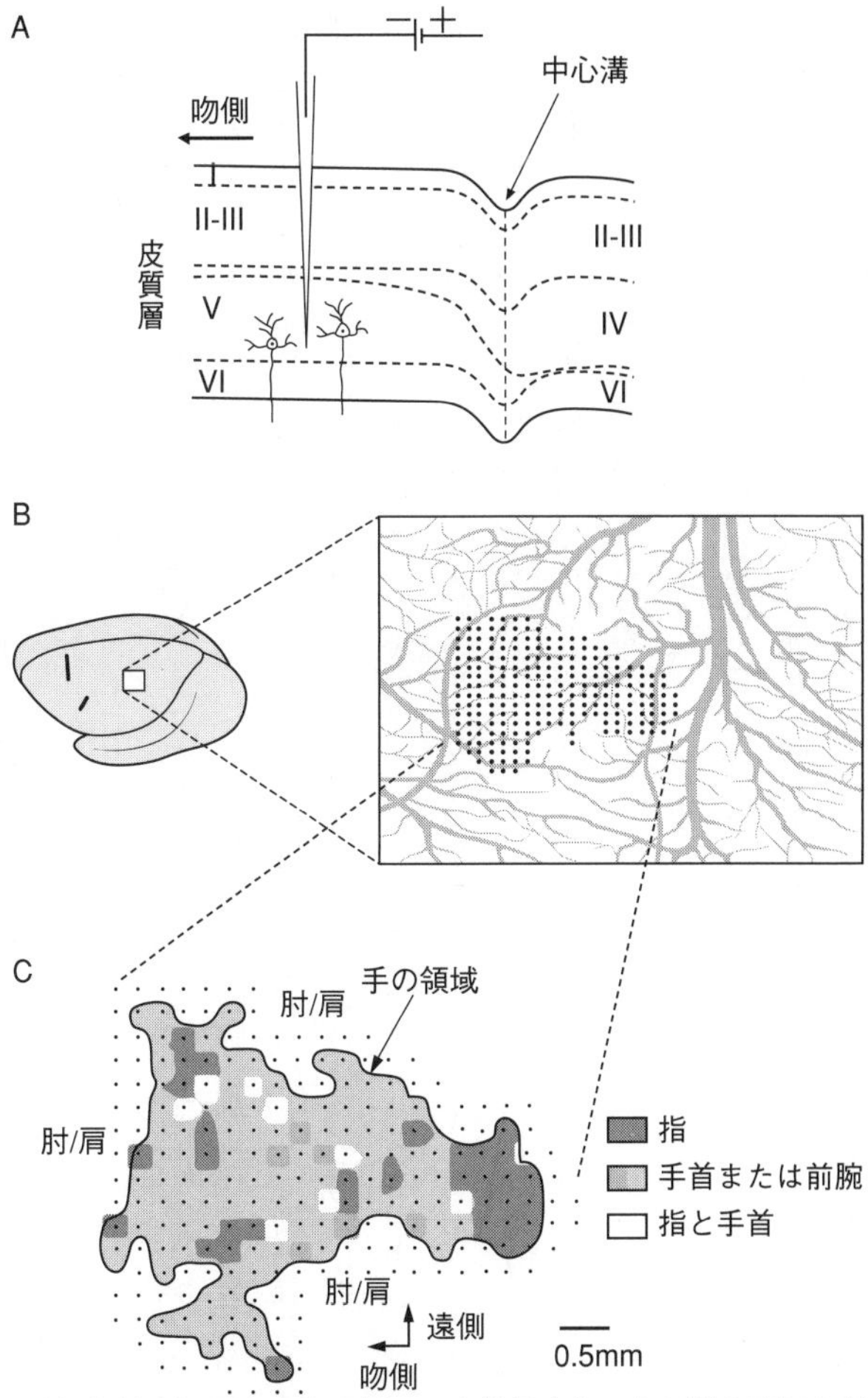

A. 電極を刺す深さは、第V層。B. 血管写真上の点が微小電極を刺入する位置。C. 電気刺激によって動きを誘発した部位の地図。手の領域は肘・肩の領域に囲まれている。

図3・3　一次運動野の再現領域を同定する皮質内微小電気刺激

リスザルが麻酔下であっても、指のわずかな動きを引き起こすことができます。

一次運動野の手の領域

図3・3Cはリスザルの一次運動野にある手領域を拡大した再現地図です（「再現」とは運動を実現しているという意味の生理学用語）。これは異なる手の動きを再現する地図がモザイク状になっていることを示しています。濃い灰色の領域は、電気刺激によって指の動きが誘発できる部位です。うすい灰色の領域を刺激すると手首、もしくは前腕の動きを誘発します。手領域の枠の外では肘や肩の動きを誘発します。枠を出て、もっと脳の内側方向を刺激すると足の動きが誘発され、逆に外側方向へいくと顔の動きが誘発されます。

つまり現在は微小電極による調査で、ペンフィールドが六〇年前に描いた運動ホムンクルスの地図よりもさらに詳細に地図を見ることができるようになったということです。図3・3Cにあるモザイク状の運動野地図は、各電極を五〇〇マイクロメートルという微細な間隔で、かつ何百もの点に刺入して得られたものです。

なかでも、図3・3Cの手の領域内の白い部分は特別です。この領域を電気刺激すると、二つの関節の動きを、つまり指と手首の動きを同時に引き起こします。またそれだけでなく、ほかの領域に比べて非常に弱い電気刺激で動きを引き起こすことができるというのも、特別視している理由です。

それでは、このリスザルの脳では、新しい運動技能の学習前と学習後でどのような変化がみられたのでしょうか？

学習による運動野地図の変化

それでは、学習における脳の変化を見ていきましょう。ある一匹のリスザルに、課題を一一日間学習させたところ、リスザルの技能は明らかに上達していきました。課題の内容は、穴からペレットをつまみ出す時間を一日一時間与え、その間にペレットを好きな数だけつまみ出すことができるというものです。

このリスザルは日を追うごとに上達し、一日目には一〇〇個しかペレットを取れなかったのに、一一日目には九〇〇個も取ることができるようになりました。

それにあわせて運動のしかたも上手になりました。ペレットを穴から取るときに指を曲げる回数を数えてみますと、一日目には一つのペレットを獲得するのに二〇回近く曲げていましたが、一一日目にはほぼ一回曲げるだけでペレットを取れるようになっています。

図３・４左はあるリスザルの訓練前の皮質の運動野地図で、右は訓練後（一一日目）の運動野地図です。指の再現領域を黒で、指と手首が同時に反応する再現領域を斜線で示しています。訓

練後に、指の動きを再現している黒い部分のサイズが増大しています。これは指の動きが学習されたためと考えられます。

同様に複数の関節の動きを同時に再現する領域（斜線）も増大しています。この理由として、この課題中に指と手首の動きも同時に学習されていたかもしれないと推測することができます。実際、このリスザルの行動をビデオで観察しますと、ペレットを獲得するために指の屈曲と手首の伸展を用いていました。また、このリスザルの斜線領域を電気刺激しますと、指の屈曲と手首の伸展の両方がみられました。

この運動野地図とリスザルの技能との間には対応があります。技能の上達がみられると、それが地図の拡大という形で反映されるわけです。もし一度技能を獲得したリスザルに課題のことを忘れさせて数ヵ月後にもう一度課題をやらせると、技能の低下とともに地図の領域の減少がみられます。つまりリスザルがこの課題をおこなわなくなると脳の地図は初期状態に戻ってしまうのです。これは脳の地図の変化が可逆的であることを示しています。

このような変化はヒトでも起こります。カルニ博士らは、ヒトの被験者群に課題としてピアノを弾くような指の系列運動を練習させる研究をしました。薬指、親指、中指、人指し指、薬指の順番に指をくり返しくり返し動かします。このくり返しタッピング運動を毎日、一日に一〇～二〇分の間で練習し、その訓練を何週間も続けます。

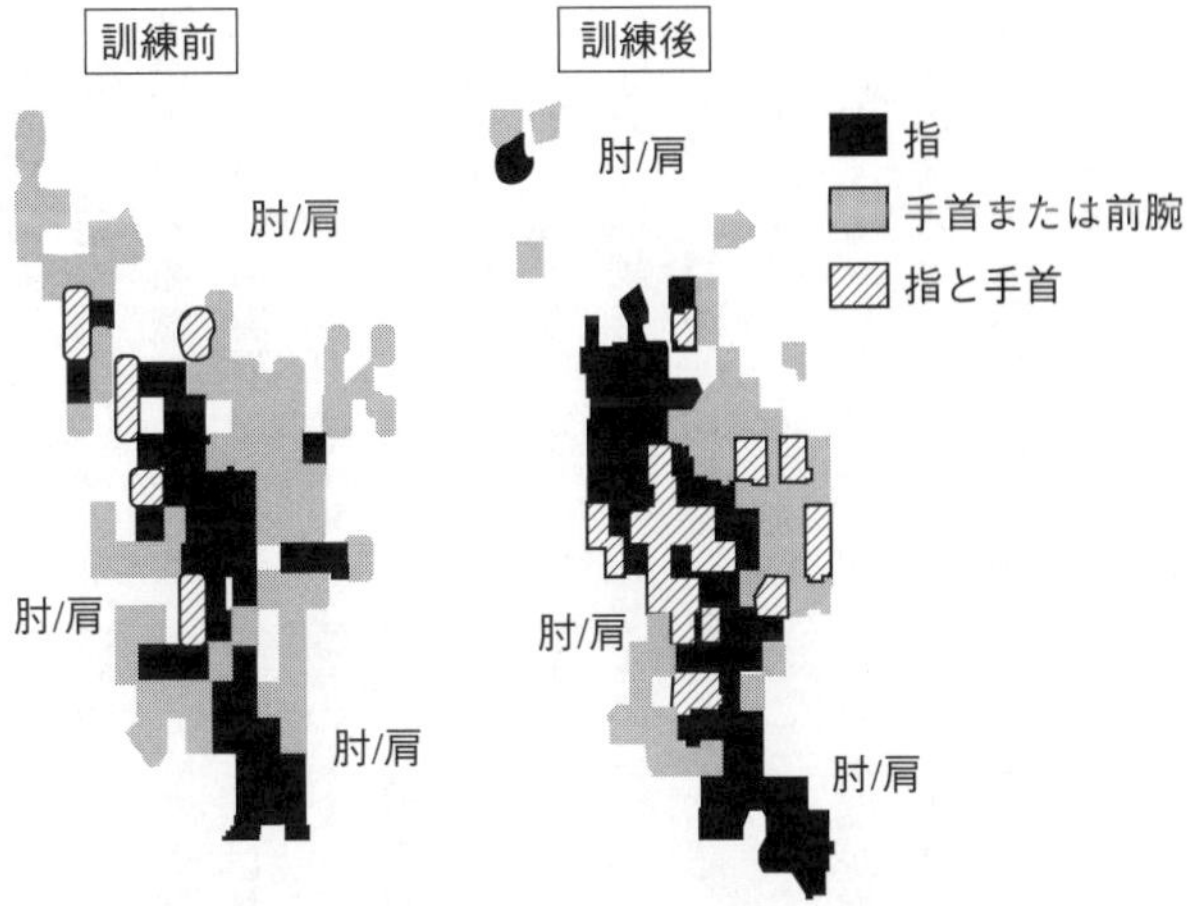

小さい穴からエサのペレットをつまみ出す課題を、1日1時間、11日間続けると、指の領域（黒）や、手首と指を同時に動かす領域（斜線）が拡大した。

図3・4　一次運動野の手の再現領域における運動技能訓練の影響

そのときの一次運動野の脳活動をｆＭＲＩで継時的に記録してみると、わずか三週間後の検査で、初日のみ訓練を受け、その後は訓練を受けなかった群の脳活動と比べて訓練による差が出てきます。訓練を受けたほうの群では、受けなかったほうの群よりも手の領域の脳血流が増え、活動がさかんになるのです。トレーニングを八週間続けると、さらに活動量は増大します。この変化は、ヒトの運動技能学習にともなう脳内活動の変化を反映したものと考えられます。人間でも運動技能学習は脳の運動野地図に反映するのです。

運動神経細胞の変化

この課題の最中には、単に機能的な変化だけが脳内で起こるというわけではありません。一次運動野から組織の一部を取り出し、その運動神経細胞の構造変化を調べると、機能と同様に細胞のつくりにも特異的な変化がみられました。

図3・6、図3・7は、筆者の論文からの引用です（図3・5で神経細胞やシナプスのイメージをつかんでから見て下さい）。運動技能を学習すると、運動神経細胞がより多くの情報を受けられるように、運動神経細胞にある樹状突起が伸びて広がります。この樹状突起の表面にある棘《きょく》が他の神経細胞からの情報を受けているからです。

また、訓練をさせたリスザルの樹状突起の一つを切り取って見ると、突起上の棘や神経細胞間の接合部の数が増大していることが確認できます。訓練のあとには棘の密度が増大するのです。

この現象はラットでも起きることが知られています。ラットをたくさんの玩具がある豊かな環境におくと、樹状突起が伸び棘の密度が増えることが明らかになっています。さらに電子顕微鏡で観察すると、いろいろと豊かなシナプス形成（軸索と棘とのつながり）のあることがわかります。図3・6Bは軸索と棘の接合部分を示しており、技能習得によってシナプス結合が増加していることを示しています。

このシナプス結合の増加は、学習によって機能の変化があった領域にだけ生じます（図3・

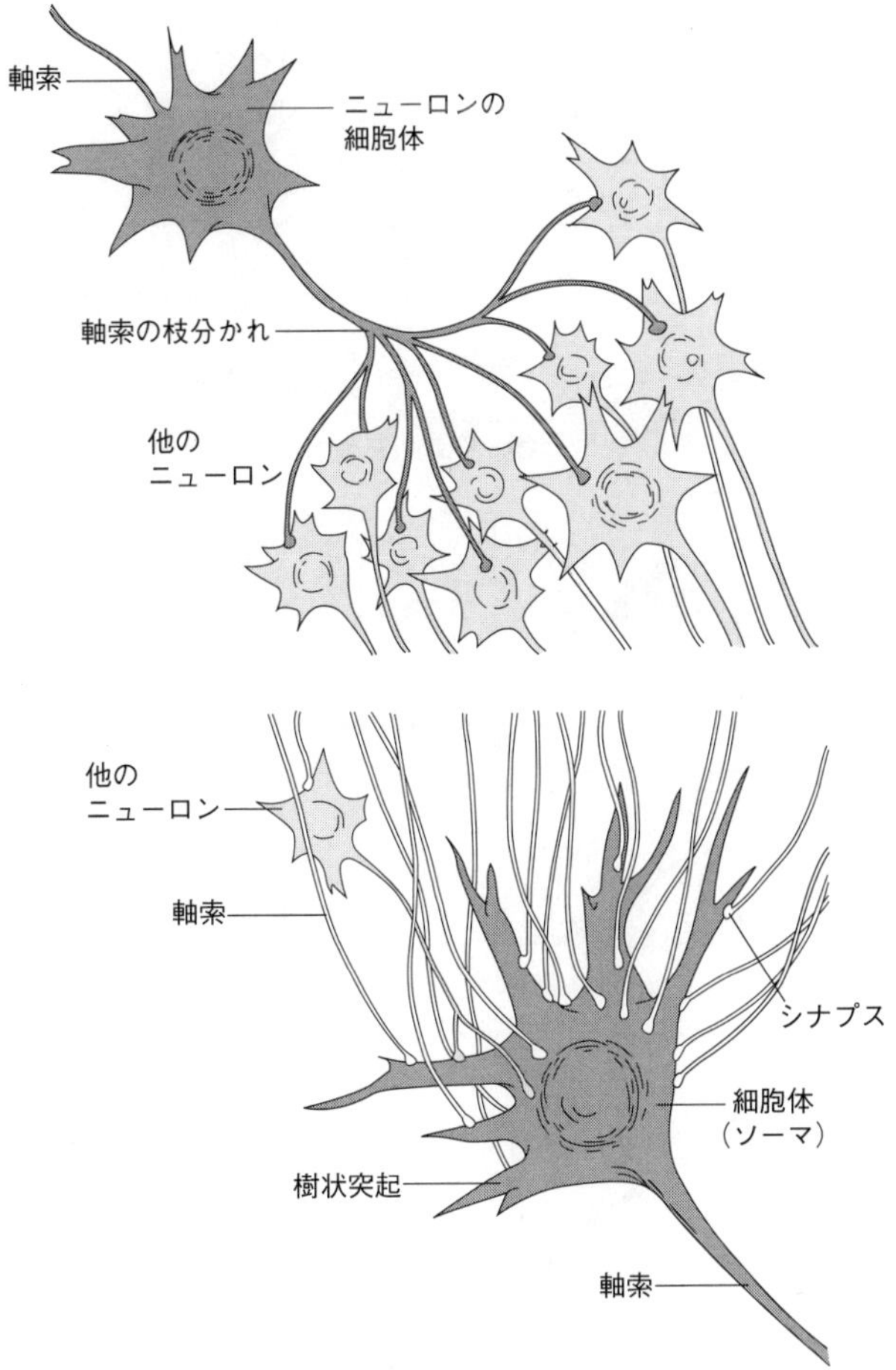

軸索は枝分かれし、その先端は他の神経細胞の樹状突起上に分布する棘の部分でシナプス結合をつくる。

図3・5　神経細胞の結合

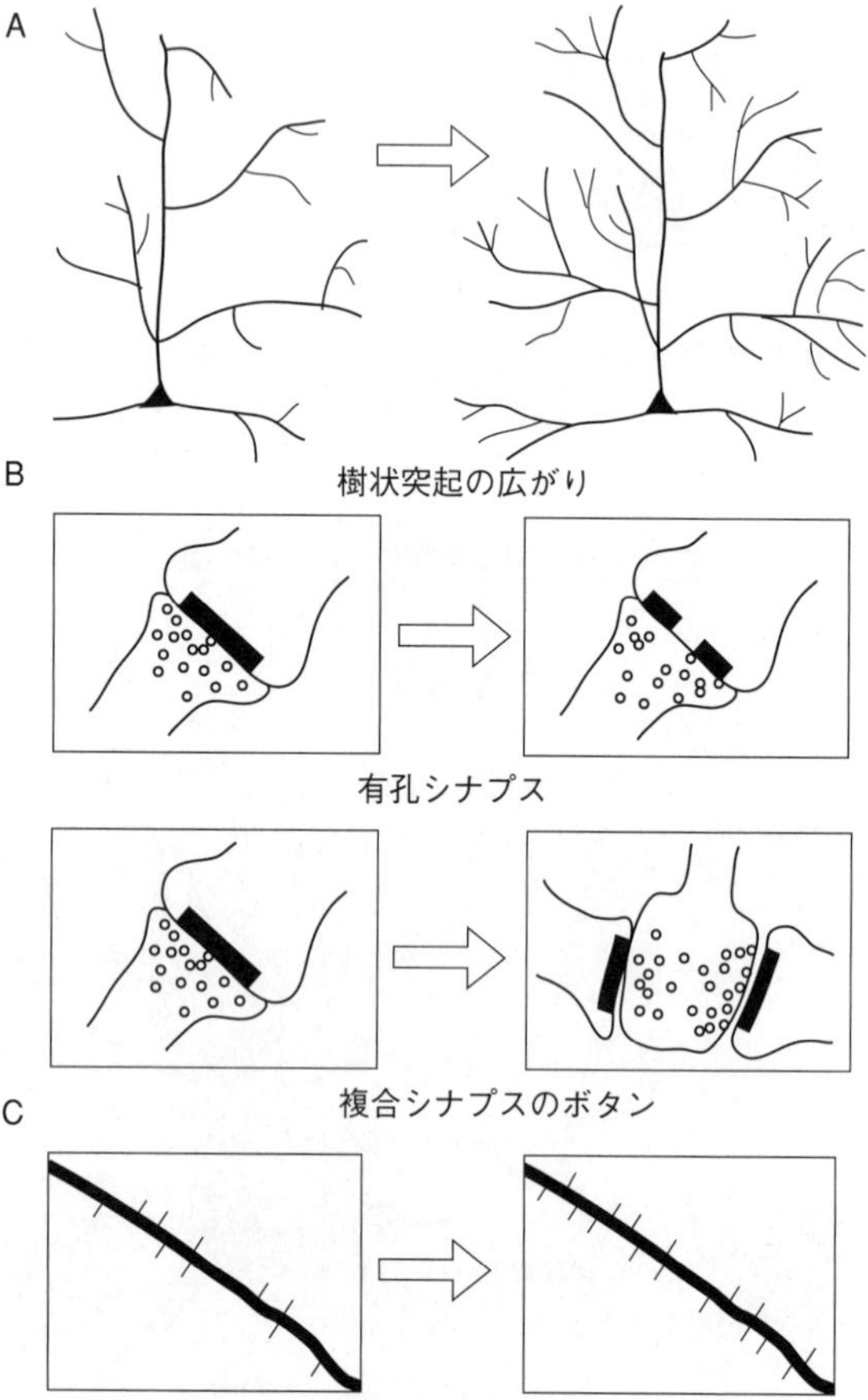

運動技能の訓練を重ねると、神経組織にも大きな変化をもたらす。樹状突起の拡大、シナプス結合の増加、棘密度の増加などが見られる。

図3・6　運動技能学習による神経組織の変化

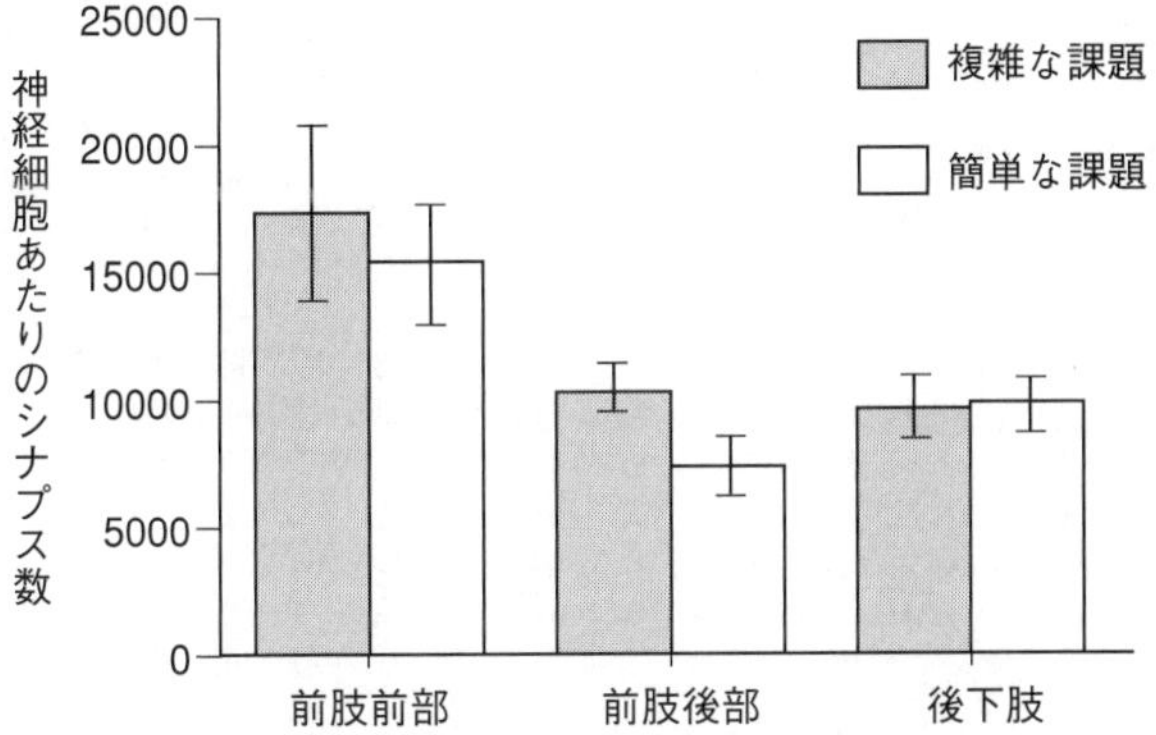

手（前肢前部）の運動技能を学習したときの、シナプス形成。複雑な課題を与えるとシナプスも増加する。また、運動技能に関係がない後肢では、変化が見られない。

図3・7　運動技能学習でシナプスは増加する

7）。つまり、一次運動野の地図に変化があったときには、同時にシナプス結合にも変化が起こっているということです。技能習得による神経細胞の機能変化を支えるためには、シナプス構造の変化が不可欠なのです。複雑行動にはたくさんのシナプス結合が必要になるのです。

運動の熟達に必要な運動パターンのくり返し

脳が変化するためにはどのくらい技能のくり返しが必要なのでしょうか。筆者らの研究グループの動物実験では、リスザルに指の屈曲運動を八〇〇〇回おこなわせ、熟達後の脳内地図として調べました。これくらいのくり返し回数は、ラットやサルを用いた脳の可塑性研究では一般的です。

では、人間の手を使う職業ではどうでしょうか。筆者が訪問したキューバのコヒバの葉巻工場は世界一おいしい葉巻をまいている工場といわれていますが、ここでは葉巻をまく技術に熟達した職人がたくさんいました。この工場にいる上級労働者は、この作業を何年もやっています。全部同じ色の葉を選んで、きちんと箱の中に入れます。まくのは速く、すべて同じ格好の葉巻になります。くり返し回数に注目すると、まいた葉巻の本数で数えてじつに何百万にもなります。

何か熟達した技能をもつ人が、その技能で使用する体部位に関して非常に大きな脳内再現部位をもっていることは、容易に想像がつきます。筆者らの研究グループだけでなく、ほかの研究者たちもこのような脳内再現部位の個人差の調査を始めており、実際に再現部位の増大の個人差がみられています。

体性感覚野：手の使用に依存した再組織化のモデル

これまで、一次運動野について話をしてきましたが、ここからは体性感覚野について話をします。体性感覚とは触・圧・冷・温・痛を皮膚で感じる皮膚感覚と、位置・重量・抵抗などを体の内部で感じる固有感覚の二つを合わせたものです。体性感覚野はこれら感覚の情報を受け取る部位のことで、中心溝の後ろにあります（図3・8）。一次運動野と同じように、体性感覚野にも体の各部位に対応した地図があります。

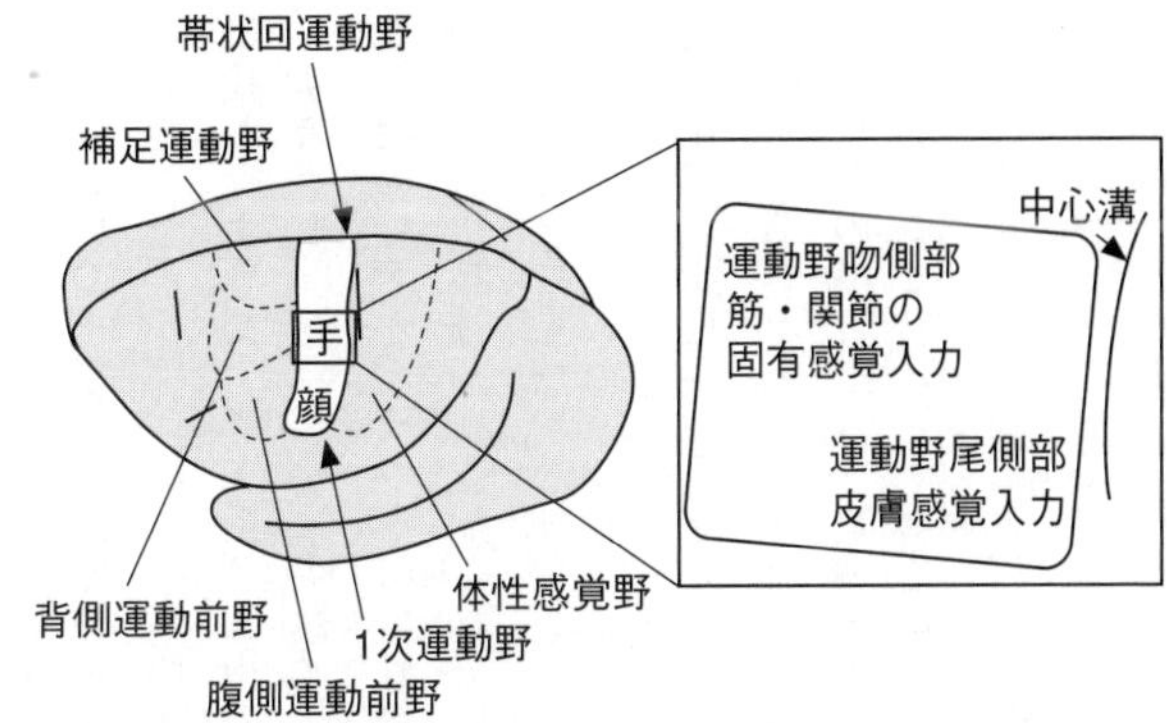

一次運動野は皮膚感覚と筋力や関節からの固有感覚の両方の入力を体性感覚野から受けている。これらの入力は、固有感覚は一次運動野の吻側部、皮膚感覚は尾側部で受容されている。

図3・8　一次運動野をとりまく部位

前述したように、電気刺激によって誘発される手の動きから一次運動野の手領域がモザイク状に混ざり合って再現されていることがわかりました（図3・3C参照）。一方で皮膚刺激を受け取る体性感覚野の地図を見ますと、指の領域は内側から外側に向けて五（小指）、四、三、二、一（親指）で、手と同じパターンで整列しています。

また、体性感覚野にも一次運動野と同様に領域の増減がみられます。たとえば、ザラザラしたサンドペーパーを貼りつけた円盤を回転させて、その上にリスザルの二指と三指の指先を当てさせ感覚の刺激を与えます。この課題をしばらくおこなわせると、体性感覚野における二指と三指の領域は拡大しますが、それ以外の指（一指、四指と五指）の領域は変わりませんでした。指先の皮膚を刺激されると、刺激された指の体性感覚野の再現領域は大きくなり、刺激されてない指の再現領域は変わらないのです。

また、たとえば、第三指が切除された場合、体性感覚野では第三指の再現領域が消失し、それに代わるようにして二指と四指の再現領域が拡大します。

リスザル以外でも、体性感覚野について同様の結果が得られています。最近の実験で明らかになったのですが、ラットの坐骨神経を切除すると、その直後約三〇分で、坐骨神経と並行して走っている伏在神経に支配されている皮膚の領域が広がって、坐骨神経に支配されていた皮膚の領域を占領してしまいます。

音楽家の局所性手ジストニー

体性感覚野でも、手の運動技能のくり返しで手の再現領域が拡大します。画像診断技術により、ヒトの場合でもプロのピアニストやヴァイオリニスト、職業タイピストなどは、体性感覚野にも非常に大きな手の再現領域のあることが明らかになっています。

ところが、不幸なことに、反復運動は必ずしもよい結果を招くとは限りません。実際、ピアニストのなかにはさまざまなタイプの**ジストニー**（緊張性亢進《こうしん》）という、自分の意志とは無関係に筋肉がねじれるように動いてしまう症状がみられることがあります。よく、音楽家けいれん、ピアニストけいれんとよばれているものです。ジストニーのせいで四指と五指の位置を保つことが困難になり、ピアノが弾けなくなってしまったプロのピアニストもいました。特定の筋肉や、また、その一部だけに局所性の手ジストニーが起こることもあります。ほかにもタイピストけいれんや書痙《しょけい》などさまざまなタイプのジストニーがあります。

局所性手ジストニーによって、その職業をやめなければならなくなった悲劇的な話もありま す。現在までに局所性手ジストニーの治療法がいくつも開発されてきましたが、ほとんど効果をみることができませんでした。この病気について、研究者たちもまだ学びはじめたばかりですが、近年、局所性手ジストニーの原因が徐々にわかりつつあります。

熟達技能の反復練習の罠

数年前、マーゼニック博士の研究室に所属する理学療法士、ナンシー・ビルが、体性感覚野の可塑性を調べました。

当初は違う目的の実験でした。もともとはサルに皿をつかんだ状態を維持させてその指を振動刺激し、その周波数の違いを判別させようとしたのです。サルは一日に何時間も皿をつかみ、振動刺激を与えられる訓練を受けていました。

ところが、この訓練が数週間続くと、何匹かのサルは局所性の手ジストニーに似た症状を見せはじめたのです。何匹かは皿をつかむことができなくなるほど重度なジストニーの症状を示しました。彼女がほんとうに調べたかったこととは裏腹に、結果としてジストニーの動物モデルをつくることに成功してしまったのです。

そこで彼女はジストニーを起こしたサルの体性感覚野を調べました。すると、通常期待される整列した指の脳内再現パターンが変化していることが明らかになりました。

指に対応する皮質のある領域でデータをとってみると、一つの指からの刺激に反応するだけでなく、ほかの指からの刺激にも反応していました。体性感覚野における、各指の領域が整然と手指の順番どおりに並ぶという指領域の特徴や、各指の領域間の境界が失われてしまったのです。

別の研究者からも似たような結果が得られた実験が報告されています。動物の二本の指を縫合して一本の指にする、合指症手続き（syndactyly procedure）とよばれる実験です。この手続きによって、体性感覚野における二つの指の再現の境界があいまいになることが明らかになっています。

それは二本の指がつねに同時に刺激を受けるために、体性感覚野の二本のそれぞれの指に対応した領域が、外的刺激に対して一つの機能としてまとまってしまったためです。通常は二本の指が独立して使用されるため、二本の指に同時に同じような刺激が加わることはほとんどありません。ところが、縫合されてしまうと、常時二本の指に同じ刺激が同時に加わるため、体性感覚野における二つの指の再現領域の境界があいまいになってしまうということです。

この手ジストニーでは、姿勢、動き、重度の反復、振動刺激と、すべてが不良適応（好ましくない変化を起こす）する方向に働く結果となってしまったのです。実際、ヒトのジストニーでも、ピアニストなどのように反復技能を使ったり振動刺激を受けたりする職業に従事する人で起こりやすいことが知られています。

つまり、各指に同じような感覚情報が入る状況と、習熟技能の重度の反復が、体性感覚野の地図をあいまいにしてしまうようです。しかし、ドイツの研究者のビクター・カンディアとトーマス・アルバートらの研究で、同じジストニーでも、適切な訓練をおこなうことで体性感覚野を変化させ、治療することができることがわかってきました。

不良適応的な可塑性

カンディアらが開発した新しいジストニーの治療法を説明します。やり方は、手ジストニーの患者の指のうち、正常に動かせる指だけを一つに縛ってしまい、ジストニーを起こしている指だけを強制的に、しかも独立して動かすようにするというものです。

すると数週間のトレーニングのあと、ジストニーの症状は軽減し、患者はピアノが弾けるまでに回復しました。彼らは、ジストニーによる体性感覚野地図の異常を、トレーニングによって正常に戻すことができると発表しています。

この研究は、臨床から得られた知見を、基礎神経科学の動物モデルによって発展させ、ふたたびヒトで確かめるというサイクルのきわめてよい例です。

一方でジストニーは、脳の可塑性がヒトの運動パフォーマンスにとって、必ずしもよく働くとは限らないことを示す例でもあります。脳はときに皮質内で不良適応的な状況をつくり出してしまうこともあるのです。

ただ一つ言っておかなければならないことは、体性感覚野の異常が原因であるというのは、手ジストニー発症についての一つの視点にすぎないということです。ＮＩＨ（アメリカの国立衛生研究所）のハレット博士は、たしかにジストニーを発症している人には体性感覚野の異常がみられるが、ジストニーの症状の原因そのものは一次運動野の神経細胞の過興奮であるという説を提案しています。実際、画像診断技術によって、手ジストニーで一次運動野の過興奮が起こっていることが示されています。

もっとも、筆者らの研究グループでは、この一次運動野の過興奮も、体性感覚野の異常によって生じていると考えています。というのも、体性感覚野と一次運動野とは密接なつながりをもっているからです。

脳内ではネットワークを構成している神経細胞の興奮性が上がると、その情報は簡単に伝わっていきます。ですから、もしも一次運動野と密接なつながりをもつ体性感覚野が過剰に活動し、異常な地図が形成されると、一次運動野が影響を受ける可能性は十分にあります。

一般的に、脳のどこかの部位で過興奮が起こり、それとつながりをもつ部位の異常が原因だとわかれば、異常のある部位を本来の状態に戻す行動的対処法や、その興奮性を減らす方法を見つけられるかもしれません。ジストニーの例は、神経可塑性の原理が臨床に応用された、非常によい例といえます。

3・3　脳卒中からの機能回復

典型的な中等度の脳卒中患者の例

さて、ここからは脳卒中からの回復に焦点を当てます。これまで、健常な脳が運動技能学習によって可塑的に変化すること、また、場合によってはジストニーの例のように、不良適応をしてしまうこともあるということを説明してきました。

もちろん、脳卒中でダメージを受け、一部が損傷した脳でも、可塑的な変化は起こっています。典型的な中等度の脳卒中患者は、とくにリハビリテーション訓練を受けなくても、時が経てば障害をもつ手をテーブルまで上げる程度のことはできるようになります。

この典型例では、自発的回復（とくにリハビリテーションをせずにいた場合の回復）が脳卒中後に起こることを示していて、これはダメージを受けた脳がある程度可塑的に変化することを示しています。しかしペーパークリップをコップに入れるような精密な動作はたいへん困難です。難しい動作の場合には、患者は障害のない側の手を使おうとします。

脳卒中後の運動評価

個人での回復のようすはさまざまなデータからわかっており、障害の初期症状の程度から最終的にどの程度まで回復するかを予測することができます。

たとえば重度の障害では、ある程度回復はしますが、中等度の障害の回復レベルに達することはありません。中等度の障害も軽度障害の回復レベルに達することはありません。図3・9は脳梗塞後の運動回復過程の評価を示したグラフで、回復期のどの時点をとっても重度、中等度、軽度の差はほぼ同じになっていることがわかります。

さて、ここで一つ重要なことは、重度、中等度、軽度を問わず、つねに回復していくということです。グラフにも表れているように、発症から一～三ヵ月後に大きく回復する傾向を示します。

ところが、発症後一ヵ月以上経った患者への有効な治療法というのはほとんど提供されてきま

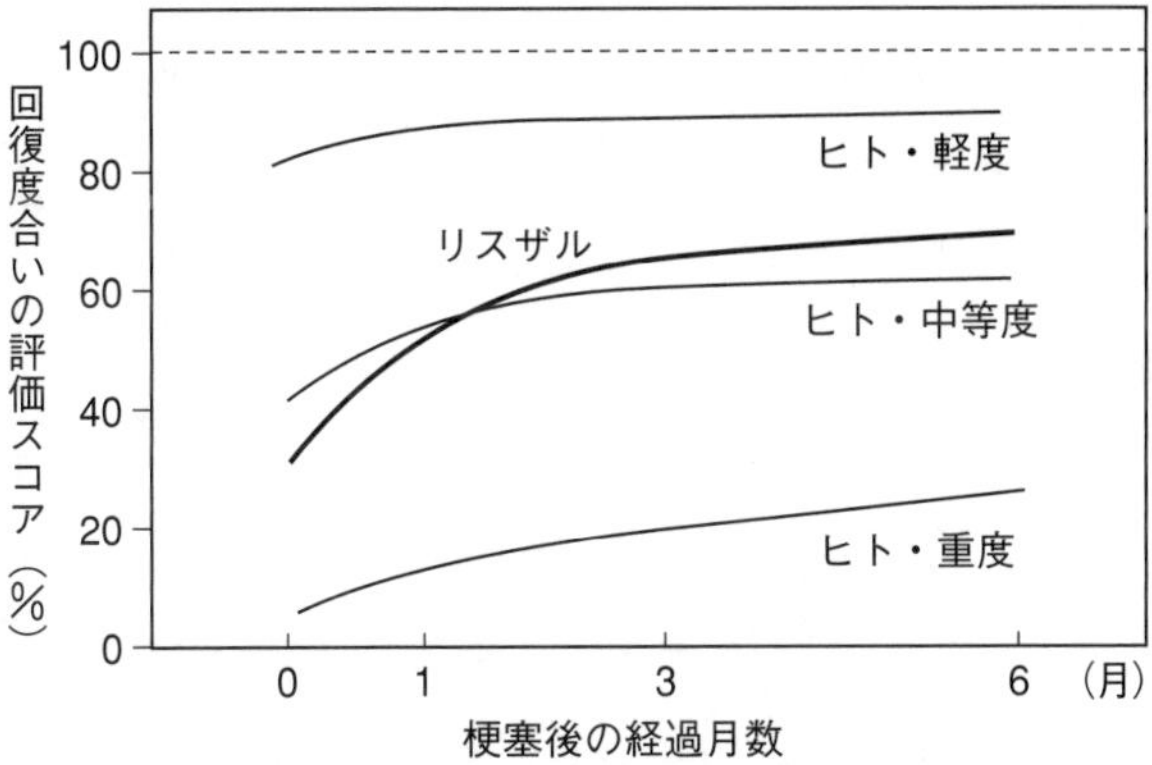

リスザルの一次運動野の手の領域に梗塞をつくった実験から。リスザルに特に訓練もさせず自発的回復にまかせた回復過程は、人間の「中等度」の回復過程によく対応している。

図3・9　脳卒中後の運動技能の自発的回復過程の模式図

せんでした。発症直後にはｔＰＡが、発症から二〜三週間までは急性期リハビリテーションがそれぞれ提供されているものの、その後はいまだ手探りなのです。グラフからもわかるように、発症から時間が経っても回復する傾向がみられるのですから、有効な治療手段を考えることが必要であると思われます。

前述したように、なにもリハビリテーションをしなくとも自然と起きる回復を「自発的回復」といいますが、この自発的回復のほとんどは発症後の一ヵ月以内に起こり、その後は目立った回復がみられません。一方で、治療法次第では数ヵ月、いや数年後でも回復が継続するというデータが増えてきているのです。

筆者らの研究グループが、さらなる回復を

めざして開発した**強制使用法**は、有効な療法かもしれません。

脳損傷後の回復理論

そもそも、なぜ脳は回復するのでしょうか？　脳機能回復に関しては三つの説が提唱されています。

一つ目は、一九一四年にフォン・モナコウが紹介した、**ディアシーシス**（diaschisis）という概念です。これは、脳のどこかの部位が損傷を受けたとき、位置的には隣接していなくとも神経線維によって結ばれている別の部位が、損傷のあおりを受けて急激に機能障害を起こし、働きが一時的に低下してしまうことをいいます。損傷部位と神経結合をもつ部位は、なにもダメージを受けていないにもかかわらず、結合先からの影響を受けて脳血流が減少し、代謝も減少してしまいます。この場合、数日〜数週後には血流量が増し、代謝もさかんになり、機能が回復しはじめます（ディアシーシスの逆転）。

第二の説に**行動学的補償**があります。麻痺などの障害によってできなくなってしまった動作を、いままでとは違ったやり方を発達させることで補うものです。実際、多くの医療関係者はこの説に頼っており、この考え方による治療の最終目標は、いままでとは違った別のやり方を訓練することになります。

たとえば、右手に障害があれば単純に左手を使うことや、遠位筋（指先のほうにある筋肉）に障害があれば近位筋（体幹に近いところにある筋肉）を使うことなどで、多くの手法がこの行動学的補償に分類できます。これはとても重要です。なぜなら、新しいやり方を発達させる場合には、脳が可塑的に変化しているからです。

最後の三番目は**適応的可塑性説**です。長年、機能の**代行作用**（ビカリエーション vicariation）という用語が使われてきた考え方です。損傷を受けていない脳部位が、損傷している脳部位の機能にとって代わるというもので、神経的代償とよばれることもあります。脳の正常な部位が、おそらく脳内に新しい経路をつくり、残されている正常な組織が働いて機能を回復させるというわけです。この章で解説するのは、おもにこの考え方によるものです。

つぎにこれらが脳卒中後にどのように起こるかについて、いくつかの例をあげます。

局所虚血による間接的影響

図3・10は脳梗塞が起きた部位を表す模式図です。これを一次運動野の局所的損傷部位とします。局所虚血の中心部に損傷の中心部があって、そこの神経細胞はすべて死んでいます。そのまわりの領域は梗塞周辺部（ペナンブラ）です。さらにそれを取り囲んでいる、損傷を受けなかった健全な神経細胞の隣接組織があります。

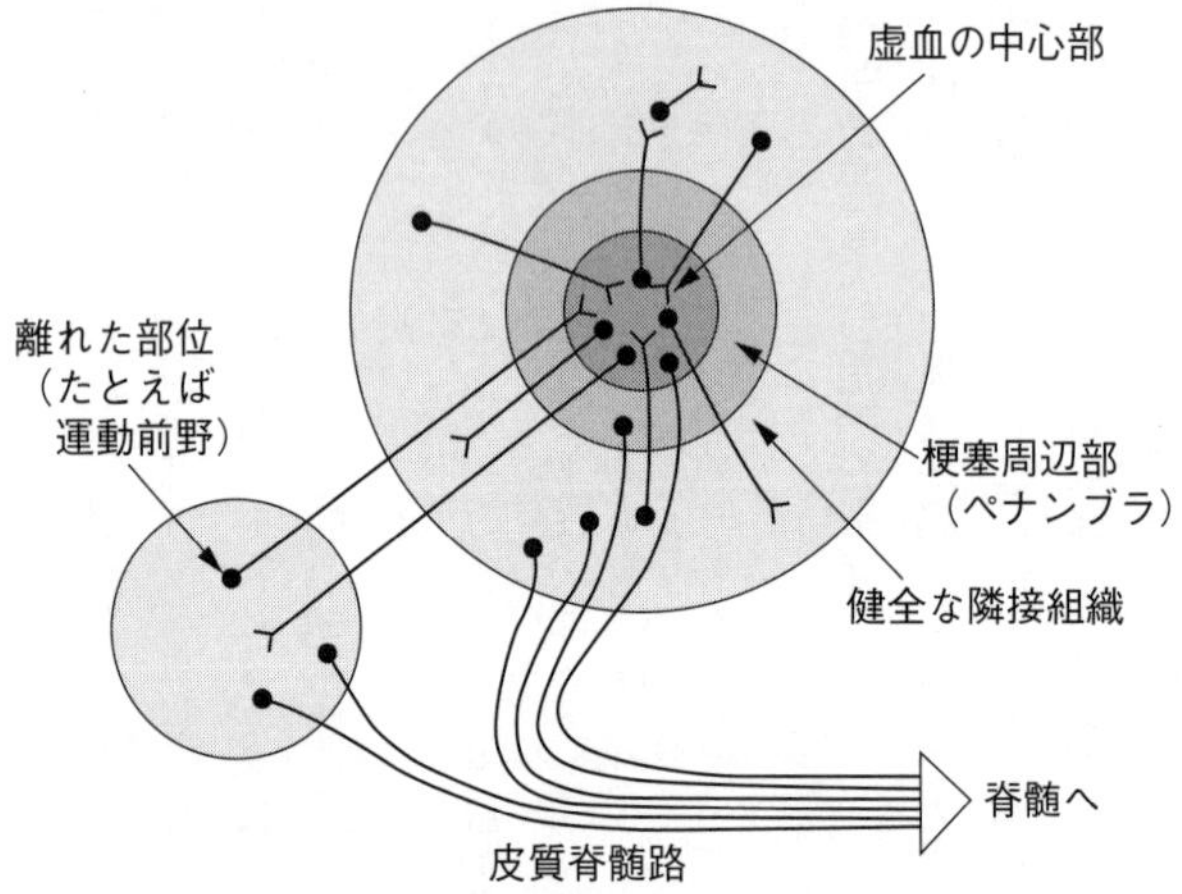

神経細胞が死んでしまった虚血性梗塞の中心部は、周辺部だけでなく、離れた部位とも神経結合をもつ。

図3・10　局所虚血による皮質機能への直接的、間接的影響

また、離れた部位にも、いくつか運動に関わる領域があります。たとえば、運動前野などは直接損傷を受けていませんが、一次運動野と神経結合があるために、一次運動野が損傷したことによって影響を受けます。もちろん、健全な隣接組織も、やはり損傷した組織と神経結合があるために影響を受けます。なぜなら、局所虚血中心部の神経細胞が死ぬと、その細胞から出ていた軸索も死ぬからです。

そこで、損傷を受けていない隣接組織の神経細胞は、ほかの脳領域から入力を受けることになります。

また同じように、損傷を受けていない隣接組織の軸索には、局所虚血中心部へ結合しているものがありましたが、その結合相手が死んでしまうと、その軸索は代わりにほかの領域へ結合をつくることになります。通常は梗塞周辺部よりも外側にある組織へ結合します。

つまり、一次運動野で局所虚血が起こると、隣接組織および運動前野などの遠位運動領域は、神経結合の構造が変化するため、機能も変化せざるをえないのです。さらに、こうして変化してしまった領域も脊髄とつながっているため、これによって身体の運動にも影響することになります。

筆者らの研究グループは、脳の損傷後に、損傷領域の運動機能を代行する脳のメカニズムがあると考えていました。そこで一九九〇年代のはじめごろより、損傷を受けなかった健常な組織がどのように局所的損傷を補償しているのかを調べる一連の研究を開始したのです。

その第一歩として、リスザルを用いた動物実験で、脳に局所的な梗塞を実験的につくることに成功しました。この実験的局所梗塞は、通常起こる臨床的梗塞とはかなり異なっていますが、電気刺激により、局所虚血性の梗塞を狙ったとおり正確につくり上げることができます。これは、損傷を受けていない部位がどう変化するかをモデル化するうえで、とても重要な成果となりました。

この実験的局所梗塞で脳に損傷を与えた実験動物を、二～三ヵ月間観察する調査をおこないました。とくに治療になるような訓練はさせず、自発的回復過程をみていきます。脳に損傷をつくったあと、動物をケージに戻して、特別なトレーニングは施さないで運動行動を評価することにしました。

運動再現にみられる局所梗塞の影響

リスザルの片側の脳の一次運動野のうち、局所梗塞により手の領域を二五〜三〇％損傷させ、反対側の手に麻痺を起こしました（左脳に梗塞をつくったときは、右手に麻痺が起こるということ）。すると、自発的回復過程では、残りの損傷されていない手領域（七〇〜七五％）は肘や肩の領域としてとって代わられるという不良適応を起こしてしまいます。つまり隣接する組織が手の機能の回復に関与しないのです。

通常、リスザルは障害のない手を使いたがり、障害のある手は使いたがりません。ここから、障害のある手が使われなかったから不良適応を起こしてしまったのかもしれないという考えが出てきます。

そうだとしたら、逆に、障害のある手を強制的に使用させることで、一次運動野の手の領域に好ましい変化が現れるのでしょうか？

そこで、リスザルの片側の一次運動野の手領域に人工梗塞をつくり、そのまま放置する群、健側（麻痺のない側）の手にミトンをつけておくが訓練をしない群（ミトン／非訓練群）、健側の手にミトンをつけたうえで麻痺側の手の訓練をする群（ミトン／訓練群）の三つの群で、手の運動野の再現領域を比べる実験をおこないました。訓練とは、指先をうまく使わないと取り出せない小さな穴にペレットを入れ、それをつまみ出す動作をくり返させるものです。

また、用いるミトンは、つぎの項で説明する強制使用法というリハビリテーション手法に必要なものです。健側の手を使いにくくし、障害のある手を強制的に使わせるために用います。

リスザルの脳に人工梗塞をつくり、梗塞後七日目から一日に約二時間ミトンを装着させます。そして、梗塞後一ヵ月経ったときに一次運動野の手領域（指および手首／前腕を含む手ぜんぶの領域）がどうなっているかを比較します。再現領域の増減は、梗塞を起こした直後、残された領域が基準です。

図3・11に実験結果を示します。グラフを見れば一目瞭然ですが、障害のある手を訓練すると、一次運動野における手の再現領域が維持され、場合によっては増加しています。ただミトンを装着しただけでは、何もせず放置した場合とほとんど変わりなく、肘や肩の領域に占領されてしまいます。健側をミトンで使えないようにし、さらに麻痺した手を訓練すると、梗塞によっていったんは減ってしまった一次運動野の手の再現領域が増えるのです。

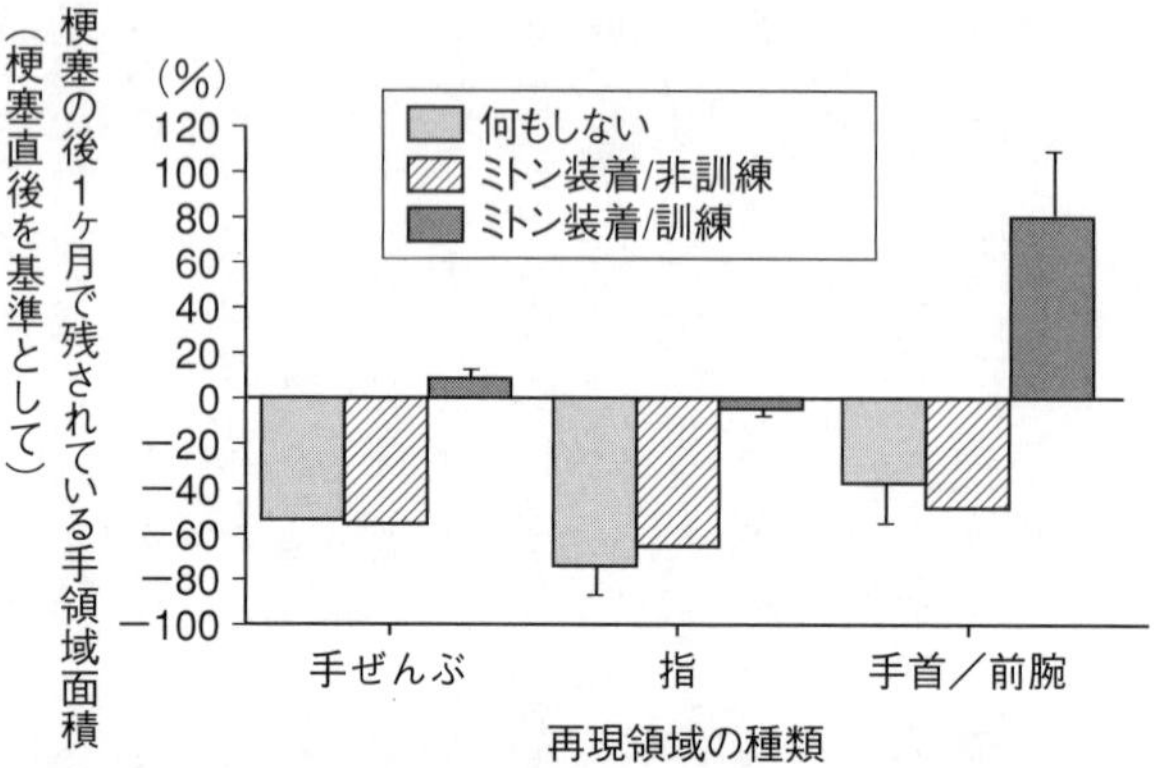

「手ぜんぶ」は、指と手首／前腕の領域を含む

図3・11　リスザルにおける、麻痺手の訓練と一次運動野の手領域面積との関係

強制使用法

前項の実験で、片側の手の機能に障害を与えたリスザルの、障害のないほうの手に装着させたミトンとは、健側の手を自由に動かせないようにするためのものです。このミトンは、ちょうどナベつかみのような形（親指とほかの指とで二股に分かれた手袋）をしています。こうすることで、障害のない側の手はケージの金棒をつかむ程度のことはできますが、ミトンがあるため、指が二本くらいしか入らない小さな穴に入ったエサを直接取ることはできません。障害のあるほうの手、肘、前腕は何もつけていません。

つまり、ミトンの装着によって、障害側の手を使ってしか小さな穴に入ったペレットを取れない状況になったのです。こうして障害のある手を強制的に使わせます。

一次運動野の手領域の梗塞のあと、麻痺のある手を強制的に使わせても、はじめはとても拙い運動しかできません。ペレットをつまみ出すような運動技能ができるようになるまでには数週間かかります。リスザルも、人間と同様、あまりにも厳しい課題をさせると、数回試みるだけですぐにやめてしまいます。ですから、とても簡単なことから始めなければなりません。

そこで、ペレットをつまみ出す穴を少し大きめにしました。そして徐々に穴のサイズを小さくしました。その結果、数週間後には小さな穴からもペレットを取れるようになりました。そして、同時に一次運動野の手領域が縮小せず、ときには広がっていたことは、前項のグラフで示したとおりです。

リスザルでおこなわれた強制使用法を人間にも応用しました。回復期の初期段階で患者の健側の手に一日一四時間ほどミトンをつけて、強制的に障害側の手で日常の活動をおこなってもらったのです。

課題は、テーブルゲームをしたり、本のページをめくったり、ボールを投げたりと多岐にわたります。それでも、患者は起きているときはずっと、一日一四時間くらいはこれを装着しなければならないようにしました。この状況で二～三週間経つと、リスザルの場合と同様に、運動機能が回復しはじめたのです。

この療法はいまでは強制使用法として一般に知られています。患者には障害側の手を強制的に使用することを要求し、反復課題を一日数時間おこないます。この療法で効果を出すには、最低一日六時間の集中トレーニングが必要です。したがって高いモチベーションが必要で、いまのところ、有効なのは中等度の障害の患者に限られています。

早期リハビリテーション訓練は正しいのか?

一次運動野の手領域の一部を損傷させたリスザルの実験では、なんの訓練もせず放置した場合、回復期の初期に不良適応をおこし、残った手領域の大きさが縮小してしまうことを見てきました(図3・11参照)。

一方、回復期にリハビリテーションに相当する訓練をさせると、手領域が縮小せず、時には拡大もします。この結果は、一九九六年に科学者向けの週刊誌『サイエンス』に掲載されました。ここで、臨床的に重要なことが二つあります。

一つは、どれほど早くからトレーニングを開始したら効果的なのかということです。これは臨床的にとても重要な問題です。二~三年前に筆者の同僚がラットで一連の実験をおこない、負荷の大きいトレーニングをあまりにも早く開始すると、回復どころか逆に脳を損傷する恐れがあることが示されました。この事実は、治療に関係している医師やセラピストたちをとても不安にさせました。

ですが、これについて筆者の感想としては、ラットは四足動物であり、床を歩くときも四肢すべてを使わなければならないことが大きいと思っています。ラットは何かをつかむときだけに前肢を使うわけではありません。姿勢を安定させるためにも、歩行中にも、移動中にも、エサを取るときにも四肢を使うため、必然的に障害のある肢《あし》も使用過多になってしまうのです。

もう一つは、この現象はラットでは損傷後第一週のみで起こっているということです。一週間待てば、この現象はみられません。

この現象の背景には、神経系の興奮性伝達物質であるグルタミン酸が、損傷部位の周辺領域で脳卒中後に上昇することがあります。ただでさえグルタミン酸濃度が上がっているところに、障害のある肢を過度に使用したことによってその放出が増大し、結果としてこれが中毒を起こすレベルの濃度（興奮中毒性）にまで達すると、神経細胞にさらなる損傷を与えてしまうのです。

しかしながら筆者らの研究グループがこれまでリスザルやヒトで調査してきた経験からすると、たとえ小さな梗塞の場合でも、リスザルやヒトが自らグルタミン酸で脳に損傷を与えるほど過度な活動をするとは思えません。脳卒中後初期の運動には、無意識のうちに制限がかかるためです。

次項で示す実験では、損傷後四〜五日でリスザルに強制使用法を開始させていますが、これは、そのリスザルが損傷後三～四日で活動を開始したためです。通常はリスザルが自ら課題を始めるまで、治療の開始を待たなくてはなりません。

それでも、はじめは一日に一〇～一五分程度しか課題に手をつけません。一～二週間経ってから、ようやく一日一時間程度の課題をおこなうようになります。つまりリスザルやヒトのような霊長類は行動を無意識に自分で制限するため、ラットによるデータの警告を心にとどめる必要はあるものの、それはあまり重要なことではないと思います。

リハビリテーション訓練の開始時期と回復度合い

つぎに、最近終了した研究のデータを示します。同じ種類のリスザルに、同じ大きさの局所梗塞を脳の一次運動野の手領域につくり、強制使用法を損傷後五日以内にスタートした個体と、三〇日後にスタートした個体を比べてみたものです（図3・12）。

結果を見ると、五日後に療法をスタートした個体のほうは再現領域の拡大がみられますが、三〇日後に療法をスタートした個体は逆に減少がみられます。

もっとも、リハビリテーションをしない場合に比べると、三〇日後のほうの結果はこれでも減少量は少ないのです。これは五日後から始めるような初期治療ほど効果的ではないものの、リハビリテーションを何もしないよりは効果的であるといえます。

また、三日目から課題を開始したリスザルの運動パターンを見ていくと、梗塞前と比べて変化があることがわかりました（図3・13）。梗塞前によく見られた「指の屈曲＋前腕の外回転」のパターンは減少し、代わりに「指の屈曲＋手首のひねり」が多く見られます。完全に元のように動かせるようになっているのではなく、脳の可塑的な変化にともない、合目的性をもった新しい運動パターンを学習しているのです。

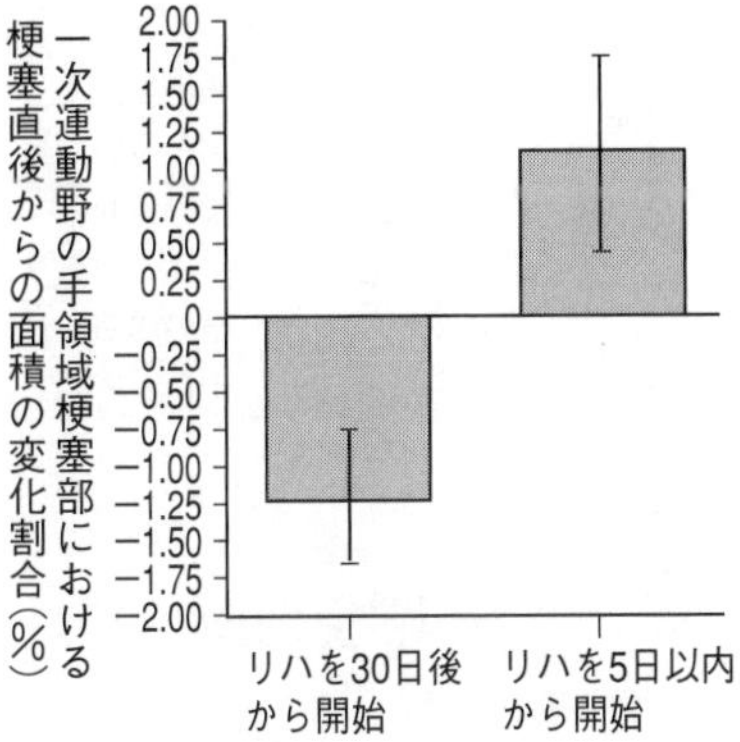

図3・12　一次運動野の虚血性梗塞後の、訓練開始時期と効果

ヒトの場合も、経頭蓋磁気刺激法により、おもに一次運動野の手指の領域に損傷がある患者の各領域を調べた研究があります。この研究により、強制使用法の前は、手指筋を支配する脳の再現部位はとても小さかったのに対して、強制使用法後には大きくなっていることが明らかになりました。このことはヒトでさえも、この治療法を使うと脳の運動野地図を積極的に変化させることができ、運動機能が改善させられることを示しています。

これまでのリスザルの結果を総括しますと、一次運動野は運動技能の訓練によって、機能的にも構造

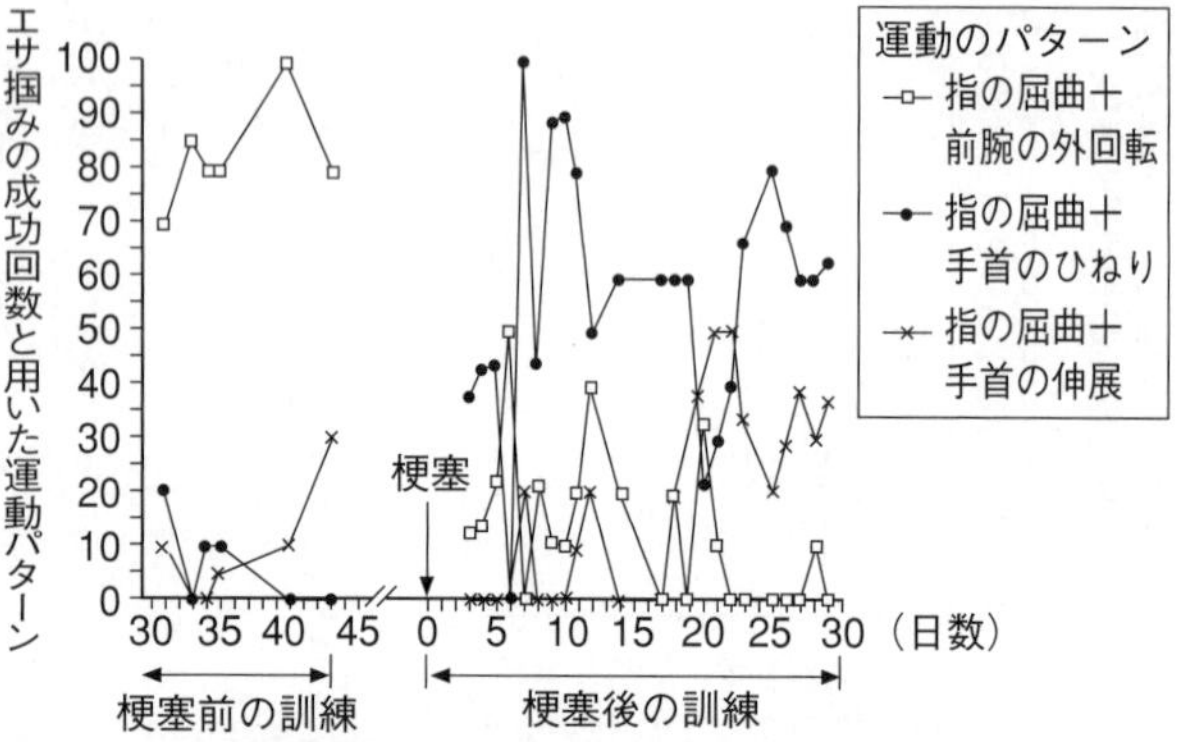

図3・13　一次運動野の手領域の約30％に梗塞を起こしたリスザルにおける、運動パターンの変化

的にも直接の影響を受けます。このことは健常な脳であってもいえることです。また、一次運動野に損傷を与えると、その周辺組織にも影響が現れます。損傷後のリハビリテーションで運動技能が向上すると、一次運動野の損傷部位の周辺は相互作用を起こし、離れた周辺組織にも変化を引き起こします（後述）。さらに、早期にリハビリテーションを開始すると脳の可塑的変化に好ましい影響を与えるようです。

簡単な反復運動は脳に変化を起こさない

治療にとってとても重要なことですが、大きな穴からペレットを取らせるような簡単な動作を反復させても、運動技能は向上しません。つまり、技能のいらない反復運動をどんなに動物におこなわせても、行動は変化しないのです。

たとえばエサ台を回転させてエサを取りにくくして、ラットにそこからエサを取らせるような、技能のいる課題をおこなわせると、ラットは手全体でエサをつかもうとします。この場合、リスザルの一次運動野でみられたような手領域の拡大が観察できます。しかし、単純にバーを押し下げるような簡単な課題の場合には、シナプスレベルや運動パターンの変化はありません。

逆に、非常に負荷の高い訓練だとどうなるでしょうか。筆者の研究室の研究生が、最近、ラットに非常に高負荷のトレーニングをさせると、シナプスレベルでの変化や運動野地図の変化が起こらないことを見つけました。

これは一見これまでの結果に矛盾するようですが、おもしろいことに、この高負荷運動によって新しい脳血管がつくられたということです。いまのところ、これが何を意味するのかわかっていませんが、これは回復過程できわめて重要な機能的役割をしていると推測されます。

運動領域の結合

さて、一次運動野に局所梗塞が起きたときに、一次運動野以外の運動領域はどうなっているのでしょうか?

現在までに一次運動野は腹側運動前野（ＰＭＶ）、背側運動前野（ＰＭＤ）と結合していることが知られています。これらの領域はサルでも、ヒトでも最近さかんに研究されるようになった領域です。

これらの領域は、一次運動野が損傷するとそれにともなって変化するだろうと思われます。同じく一次運動野と結合している補足運動野や帯状回運動野でも変化が起こるでしょう。

というのはこれらの領域は一次運動野と密接な結合をしており、ディアシーシスの概念を考えるとこれらの領域が影響を受けるであろうことは容易に予測できるからです。一次運動野が損傷されても、一次運動野と結合をもつ領域に損傷がない場合、その結合相手である領域の機能は一時的に低下しますが、やがて回復するでしょう。

本章では、とくに腹側運動前野に焦点を絞ることにしました。

一次運動野に代わって拡大する腹側運動前野

腹側運動前野の変化を調べる実験として、リスザルの一次運動野に、手領域の一部ではなく全体に損傷（虚血性の人工梗塞）を与えました。片側の一次運動野の手領域を大きく損傷させたのです。手の麻痺は、これまで紹介した実験のように手領域の一部を小さく損傷させたときよりも強くなりますが、損傷後一週間経ち落ちついてくると少しだけ回復してきます。

図3・14左のグラフは、損傷後の一三週間のエサ取り行動に使った手を示しています。リスザルには特別な拘束（ミトンの装着など）はせず、自発的な行動に任せます。大小の大きさの違う

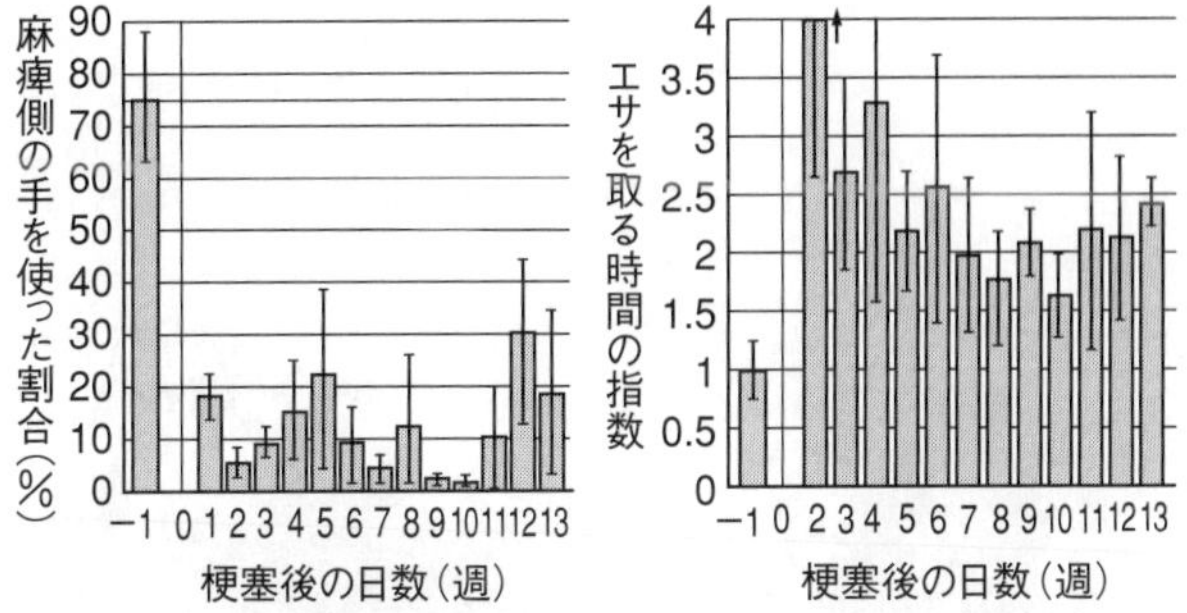

図3・14　一次運動野に梗塞を起こしたリスザルにおける運動成績の変化

穴からペレットを取る手の運動の回数を調べると、梗塞前に比べ麻痺を起こした側の手の使用頻度は激減しています(四頭のリスザルの平均)。

手に麻痺があるため、ペレットを取るのにも時間がかかります。図3・14右のグラフは、手を穴に入れるまでの時間を、損傷前の平均時間を1として比べたものです。梗塞後一二週間経っても、損傷前のように早く取ることはできません。はじめの一週間はペレットを取ろうとさえしません。二週目になると、取るようにはなりますがまだまだ失敗します。一二週間後で、ようやく梗塞前の二倍強の時間で取れるようになりました。

一次運動野の手領域が大きな損傷を受けたときの回復過程では、腹側運動前野はどう変化するのでしょうか。運動前野にも一次運動野と同様にからだの各部位に対応したマップ(運動前野地図)のあることが知られています。そこで、腹側運動前野の手領域を、損傷の前と後で比較してみ

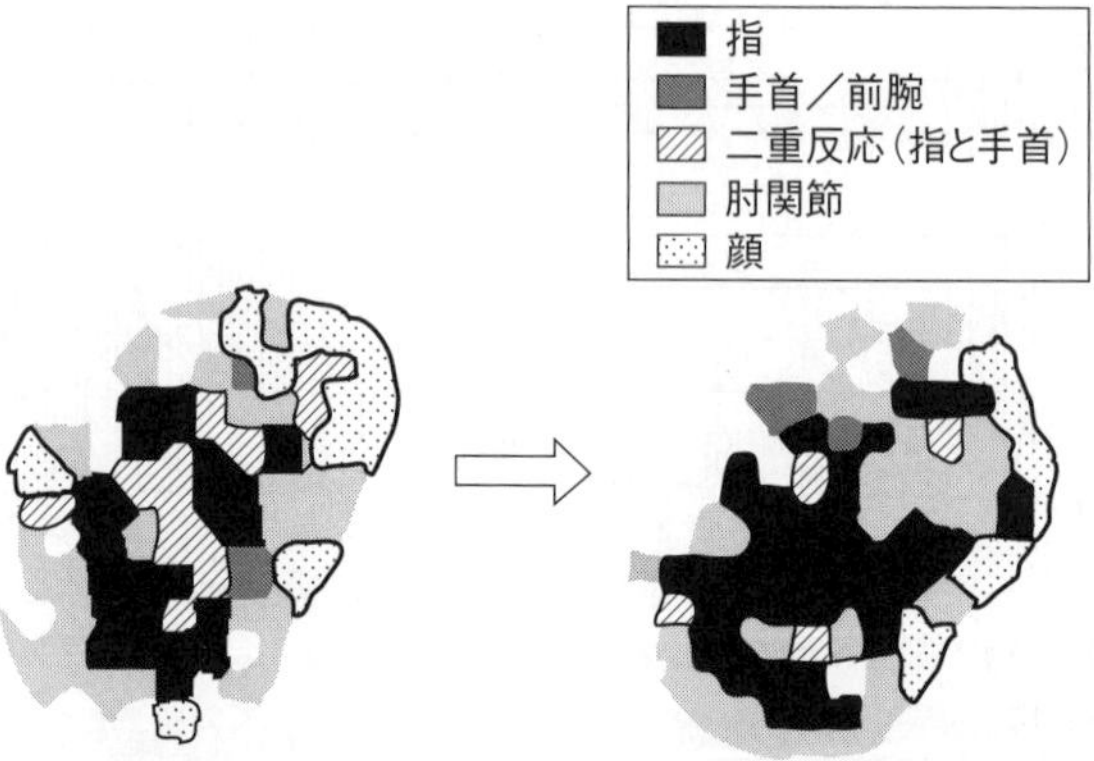

リスザルで、一次運動野の手領域に大きな損傷を起こした後、特にリハビリテーション訓練をせず自発的回復に任せた数ヵ月後の変化。腹側運動前野の手領域の拡大が見られた。

図3・15　一次運動野の手領域に梗塞ができた後の、腹側運動前野の手領域の変化

ました（図3・15）。灰色の領域は手首または前腕領域を示し、黒領域は手指領域を示しています。

一次運動野の手領域の損傷の大きさと、腹側運動前野の手領域の拡大との関係をみると、一次運動野の損傷の大きさが五五～六〇％だと腹側運動前野の手領域に変化はありませんが、一次運動野の九五％が損傷されると五五～六〇％も腹側運動前野の手領域が拡大します。

これはつまり、一次運動野の手領域が大きく損傷されると、腹側運動前野の手領域が拡大することを意味しています。このことは一次運動野の組織が失われたことに対して、腹側運動前野が機能回復に関与することを示唆しています。

一次運動野が大きく損傷されると腹側運動前野が（および背側運動前野も）代わりに働くと考えられるのですが、この結果は筆者らが二〇〇三年に発表しました。第2章（図2・21、八〇ページ）にあげられている、片麻痺状態になった脳梗塞患者が、歩行のリハビリテーション訓練を受け、下肢をつかさどる運動前野が活動して歩けるようになった結果と一致するデータです。

神経結合の再構成

最近、筆者らの研究グループは、一次運動野が損傷を受けると、腹側運動前野との神経結合はどうなるのかも調べました。一次運動野は腹側運動前野や体性感覚野などと神経結合をもっていますが、一次運動野の一部に損傷が起きてしまうと、腹側運動前野や体性感覚野から出ている神経線維は別の箇所と新たに結合をつくることが予想されます。

そこで、放射能をもたせた物質（トレーサー物質）を用いて、脳内の結合を調べました。一次運動野に損傷を与えた状態で、BDAというトレーサー物質をリスザルの腹側運動前野に注入し、腹側運動前野の神経細胞やここから出ている神経線維、樹状突起を染色します。これによって実際にシナプス終末の数や神経線維の結合の数を数えることができます。また、これらの神経細胞がどの部位と神経結合をもっているのかも観察できます。

この手法により、腹側運動前野から一次運動野の損傷が起きた部分に結合していた神経線維を

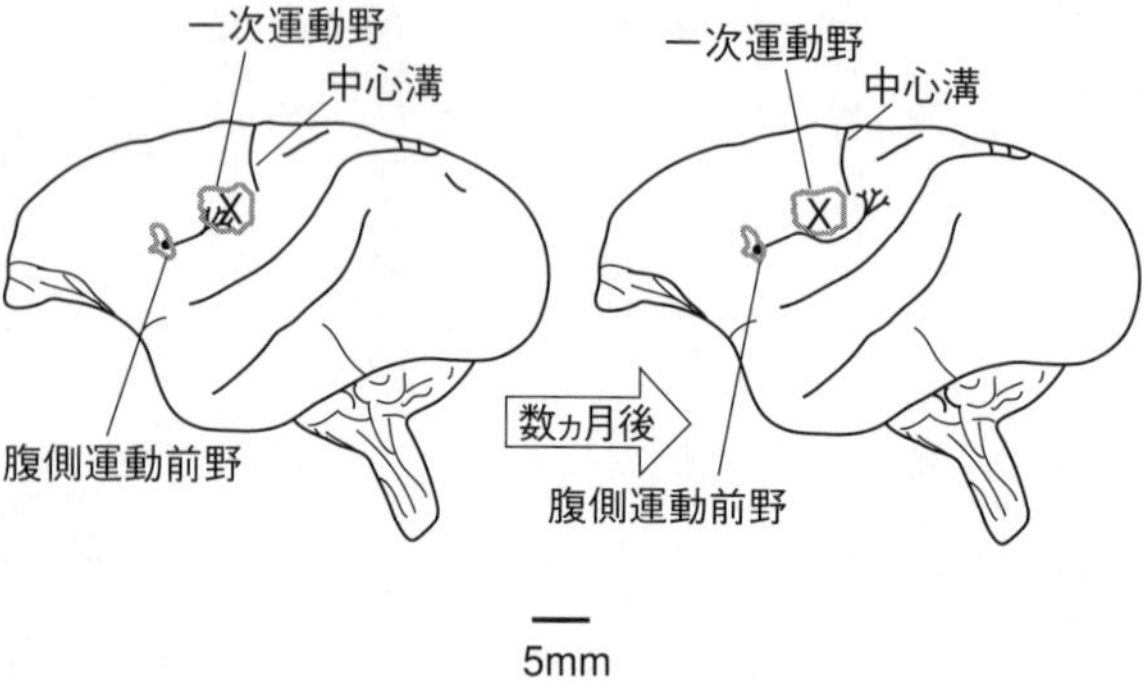

BDA（トレーサー物質）を腹側運動前野に注入して脳の再組織化を調べた実験より。一次運動野の手の領域の梗塞の数ヵ月後、多くの腹側運動前野から出ている軸索が体性感覚野へ結合するため、中心溝を後部方向と外側方向に曲がっていく。この特徴的な結合は無傷の脳では見られないものである。

図3・16　一次運動野の梗塞後、腹側運動前野に見られる皮質間結合の再組織化

調べました。結果は、もともと結合していた先が損傷を受けると、数多くの神経線維が損傷部位を避けて曲がり、どこかほかの部位と結合しようとしていることがわかりました（図3・16）。

通常、腹側運動前野から出ている神経線維は、腹側運動前野の周辺部のほかに、腹側運動前野の吻側部、補足運動野、一次運動野および二次体性感覚野へ結合します（これまで区別してきていませんでしたが、体性感覚野は一次と二次にわかれており、それぞれ結合している相手が異なります）。

ところが一次運動野に梗塞を起こしてから六ヵ月経ったリスザルの例では、腹側運動前野は依然として腹側運動前野の吻側部、補足運動野と結合していますが、一次運動野に対して結合していた神経線維はちょうど損傷部の外、つまり中心溝後部にある一次体性感覚野に見られました。中心溝の付近を見ますと、損傷後に一次運動野―一次体性感覚野間の中心溝をまたいだ結合がほとんどなくなっています。

脳損傷のない動物は、腹側運動前野から一次体性感覚野への結合はほとんどないのです。しかし一次運動野の手領域が損傷した場合、腹側運動前野から一次体性感覚野への結合が増大します。

感覚―運動系のバイパス

通常、一次運動野―体性感覚野間には結合があります。この結合は、感覚情報を運動命令に利用するうえでとても重要です。一次運動野は運動実行の中枢ですから、一次体性感覚野やその後方にある体性感覚連合野で統合された感覚情報が、一次運動野と運動前野に伝わることで運動を引き起こしていると思われます。

また、一次運動野は腹側運動前野や他の領域とも強い結合をもっています。もし、一次運動野に梗塞ができてしまった場合、腹側運動前野や一次体性感覚野との結合はどうなるのでしょうか。これは、多くの研究者が動物実験を発達させるなかで観察してきたテーマでもあります。

一次運動野に梗塞ができて神経細胞が死ぬと、一次運動野と腹側運動前野および一次体性感覚野との結合はそれぞれ失われます。そして、図３・16にも示したように、通常はほとんどない腹側運動前野と一次体性感覚野との結合が見られました。反対に一次体性感覚野のいくつかの神経細胞からも腹側運動前野に結合をつくっています。

これは一次運動野が損傷してしまったことで、感覚系と運動系とが代替の結合をとるようになった、ある種のバイパス（迂回路）なのかもしれません。腹側運動前野が一次運動野に代わる新しい結合のターゲットを探しているように見えます。

一九九六年におこなった最初の脳損傷実験では神経発芽（神経細胞の軸索が伸びて、末端の終止部でシナプスができること）が起こることだけはわかっていました。しかし、筆者の知っている限りでは、腹側運動前野から一次体性感覚野のように、頭頂部と前頭部という遠位を越えて、しかもリハビリテーションなしの損傷後四〜六ヵ月で、このような神経結合がみられるということは聞いたことがありませんでした。

一次運動野が体性感覚情報を受け取れないとどうなるか？

体性感覚の情報は一次運動野の吻側部・尾側部で受け取りますが、感覚の種類ごとに受け入れ方に多少違いがあります。筋や関節からの固有感覚は、一次運動野の主に吻側部で受け取り、皮膚感覚はいったん体性感覚野を経由してから一次運動野の主に尾側部で受け取っています（図3・8参照）。

さて、体性感覚情報を受け取ることは、なぜ重要なのでしょうか？

最近、筆者の研究室の大学院生が、リスザルの一次運動野の尾側部と吻側部のそれぞれに局所的な損傷をつくって、二つの異なる行動障害が起こることを見つけました。

まず、尾側部への損傷では、リスザルはとても奇妙な行動をします。エサの穴に手を伸ばしてペレットをつかむのですが、自分の手を覗き込みます。なぜなら、損傷のせいで、手でつかんだだけでは手にペレットがあるかどうかわからないからです。健常な個体ではこういう行動はまったく観察されません。尾側部の損傷後、二〜三週間で、この行動は観察できます。これは体性感覚野の障害で引き起こされる、いわゆる感覚失認の症状にきわめて類似しています。しかしながら、この実験で与えた損傷は、あくまでも一次運動野のみに限っています。つまり、これは単なる感覚障害というよりは、感覚─運動結合の消失によるものと考えています。

吻側部の損傷では別のタイプの行動障害が引き起こされます。目標に対して手をのばす運動では、目標に近づきすぎ（オーバーリーチング）たり、ペレットをつかむ力も過剰に強くなったりしてしまうのです。一次運動野の手領域吻側部に損傷を与えたリスザルは視覚情報のみに頼り、手の位置を視覚で認識しながら行動しているようです。一次運動野の吻側部には通常、筋肉や関節からの感覚情報が入力されています。一次運動野の吻側部損傷によって起こるこれらの行動障害は、筋骨格系からの位置・運動感覚情報と運動系との結合が消失したためと考えられます。

また、吻側部または尾側部に損傷が起こり、感覚—運動結合が失われた場合、健常な脳とは完全に異なる結合のしかたで、腹側運動前野が一次体性感覚野と結合をつくることを明らかにしました。たとえ一次運動野が損傷により感覚情報を受け取れなくなっても、何ヵ月という月日をかけて、脳の運動系は別の経路で感覚情報に接近しようとしているのです（図3・16参照）。

運動領域の皮質間結合

一次運動野に大きい損傷があると運動障害が起こりますが、やがて回復もすることを見てました。このとき新しい結合ができていることを考えると、これは古典的なディアシーシスの考え方では不十分という印象を受けます。むしろ、損傷を受けた一次運動野に代わって腹側運動前野の手の領域が大きくなり、いくつかの脳領域と新しい結合をつくったと考えられます。

一次運動野は補足運動野、腹側運動前野、背側運動前野、帯状回運動野やほかの頭頂葉領域との相互結合をもっています。一次運動野が損傷されたあと、これらの領域がかつて一次運動野の機能であったものを、その皮質間結合を変化させ相互作用をつくり出すことによって代行していると考えたらどうでしょうか？

もしそうだとしたら、損傷脳について旧来の考え方を完全に再構築しなければなりません。これらすべての領域について調べられているわけではないので、研究者にもこの現象がどの程度広汎なものかはまだわかりません。ひょっとしたら、腹側運動前野だけの現象でしかない可能性もあります。

しかしながら、皮質の再組織化を考えるのは非常に刺激的なことです。錐体路はまだ調べていませんが、ここでも構造変化がある可能性があります。

脳の可塑性の幅広さ

ここからは、脳の可塑的変化の可能性について考えます。

先天的に眼の不自由な被験者と後天的に目の不自由な被験者で、それぞれ指で点字を読んでいる最中にｆＭＲＩで脳活動を測定します。すると、どちらのケースでも、体性感覚野や一次運動野に活動がみられます。

ですが、驚いたことに、先天的に眼の不自由な人の群では、この点字をさわるという体性感覚情報により、視覚野も活動させていたのです。これは筆者らの発表したデータではないのですが、数多くの研究者がこのことを報告しています。先天的に眼が不自由な被験者たちの、人生で視覚を処理する部位として一度も使用しなかった視覚野が、ほかの種類の感覚情報入力（この場合は点字をさわるという皮膚感覚情報）に対して反応性をもつようになったということです。

これはたしかに極端な例ですが、この結果は脳の可塑性がどこまで幅広いのかを考えさせてくれます。

さて、ここまでさまざまな例をあげてきましたが、いずれも損傷後に、本来その機能をもたない脳領域が自らの機能や構造を変化させるという、とても重要な例です。ここで興味があるのは、人為的な介入により、脳の状況をさらに改善したり、機能回復に好ましい神経結合や神経線維をもっと増やしたりすることができるだろうか、ということです。

3・4 脳の可塑性に基づいた、これからの治療法

脳損傷後にどうやって適応的可塑性を増進するか?

現在、脳卒中急性期の治療法は、ｔＰＡなど数多くあります。しかし、この章の最初に述べたように、すべての人が急性期治療を受けられる時間内に病院へたどり着けるわけではありません。もちろん、まだ開発中の治療法もあり、状況が改善する可能性はあります。

一方で、慢性期となってからの治療は、多くの患者にとって有益です。現在多くのリハビリテーション法があって、前節で説明した強制使用法をはじめ、ほかのタイプの治療法やロボットによる治療・介護が臨床で試験され、また成果をあげています。

他にも臨床的な試みとしてアンフェタミンという薬剤の投与を、リハビリテーションと組み合

わせることもおこなわれています。動物モデルや、神経細胞にもっと神経発芽をさせる神経成長因子の研究も増加しています。

さらに、いまはごく初期の段階ですが、幹細胞（ES細胞）の利用はたいへん興味深いものです。この研究が進めば、おそらくいくつかの喪失した組織を再生することができるでしょう。しかしこのことを語るには、いまはまだ、あまりに未熟な段階です。

最後に、筆者らの研究グループが近年おこなっている、損傷部位に隣接する非損傷部位への電気刺激療法について説明します。

一次運動野への電気刺激療法

この療法は、脳の非損傷部位を電気刺激することで、経験や運動学習による可塑性をさらに高めようとするものです。

このアイデアは二つの実証的データをもとに開発されました。一つは筆者らの研究グループが数年前におこなったラットの研究で、麻酔下のラットの一次運動野の前肢領域を微小電流で反復刺激したものです。電気刺激を増やしたところ、ラットの一次運動野における、前肢の再現領域が拡大しました。

もう一つは、日本大学医学部脳外科教授であった坪川孝志名誉教授らが日本大学でおこなった研究で、痛みをコントロールするために脳の硬膜上から電気刺激を加えたものです。脳梗塞患者を含むさまざまなタイプの患者で、硬膜上から一次運動野へ電気刺激を与えると、痛みを和らげることができます。しかも、脳梗塞患者のうち何人かは、運動能力までもある程度改善されました。これはとても興味深いデータで、電気刺激を与えることで麻痺が回復する可能性を示しています。

筆者らの研究グループは、アメリカのシアトルにあるNorthstar Neuroscience社と、電気刺激療法について共同研究をおこなっています。これは、脳梗塞後の機能を改善する目的で、硬膜越しの電気刺激とリハビリテーションを組み合わせる初めての試みです。実際、電気刺激が脳そのものになんらかの影響を与えることはわかっていますし、また運動にも影響を与えることがわかっているので、これらを組み合わせるのは有効と推測されます。

電気刺激療法による治療

電気で一次運動野を刺激する療法を、リスザルで調べた研究を紹介します。

頭蓋骨を開いて一次運動野を露出させ、一次運動野の手領域を広範囲に損傷させた三匹のリスザルの大脳皮質上に電極を配置します。これらの電極は一次運動野の損傷部位の周辺に配置するのです。

電気刺激はリハビリテーション訓練を始める前におこないます。坪川博士の痛み研究で使われたように、周波数は五〇Hzで刺激します。刺激はきわめて弱く、運動を誘発するのに必要な電流値の五〇%なので、この電気刺激が動きを誘発したり、逆に運動の妨げになったりするということはありません。

実験期間はトータルで六週間ですが、電気刺激を取り入れたリハビリテーション訓練はそのうち後半の二〜三週間です。リハビリテーション訓練を始める前に、二〜三分間電気刺激を与えます。

損傷後、訓練をおこなうと、リスザルがペレットを取る運動の成績が向上することはこれまで見てきたとおりです。その後、二〜三週間ほどこの電気刺激をおこなうと、さらにかなりの改善が見られます。また、実験が終わってリスザルをケージに戻し定期的に運動の成績をテストしますと、よい成績のまま維持されていることがわかりました。二〜三ヵ月後でも三匹すべてで向上した状態が維持されていたのです。

電極を取り除いたあとに、被験体となったリスザルの脳を調べました。実験開始時点では三匹とも一次運動野の手の領域がほぼ完全に損傷されていましたが、実験終了後は三匹とも新しい手の領域が出現していました。しかもちょうど電極の下に対応していたのです。

これは、あくまで実現可能性を検討した研究であるため、検討すべきことはまだ多いのですが、結果を見る限り将来有望といえます。同様の実験が、筆者ら以外の二つの研究グループでラットを用いておこなわれています。彼らの実験はより信頼性が高く、結果も電気刺激療法とリハビリテーション訓練を組み合わせたほうが、単にリハビリテーション訓練のみをおこなうよりも有効であることを示唆しています。

経硬膜電気刺激のマッピング研究

図3・17のグラフに、一次運動野の手領域を梗塞で損傷させたリスザルに、梗塞の周辺部に電気刺激を与える療法をおこなった実験で調べた、各領域の面積を示します。すべての領域でいずれも連続電気刺激治療によって増大がみられます。

これはとても興味深いデータです。電気刺激が、おそらく電極の下の神経回路になんらかの作用を及ぼしていたのだろうと考えられます。電気刺激とリハビリテーションを組み合わせると、損傷部位の外側（電極のあった場所）に手の領域が形成されており、これはおそらく回復を意味していると考えられます。

現在、この技術を使ってヒトでの臨床研究を開始しています。この技術では一次運動野の硬膜上に電極を埋め込まなければなりません。困難もありますが、この技術はとても期待されています。なぜなら、研究に協力してくれる患者の多くは、過去に多くのリハビリテーションを受けて

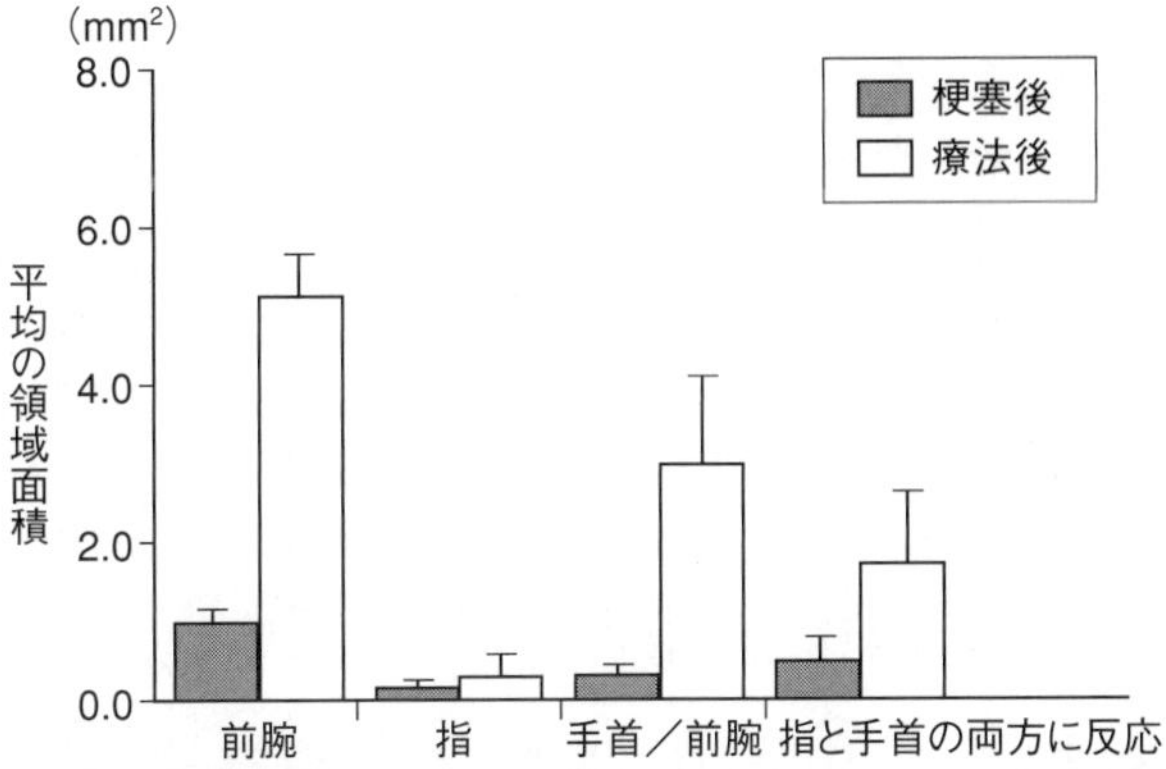

図3・17　連続電気刺激を梗塞周辺部領域に与えると、一次運動野の手領域面積が変化する

きましたが、いまだに実際に手をうまく動かせていないからです。はじめは、中等度の損傷で、少なくとも脳梗塞発症から三〜四ヵ月経っている患者に、研究への協力を願うつもりです。

この技術の安全性についても、少し言及しなければならないでしょう。五〇Hzの刺激では、坪川博士の研究で、てんかん発作の誘発は報告されていません。筆者らのリスザルの実験でもこの刺激では発作は認められず、さらに周波数を二五〇Hzにまで上昇させていっても、発作をみるのはまれでした。したがって、五〇Hzの電気刺激は合理的だといえるでしょう。

筆者らの研究グループは現在二つの研究室と共同して、最適な周波数、最適な強度、刺激部位などの刺激変数を調査しています。治療するうえで操作しなければならない数値はたくさんあります。ひょっとしたら、周波数をもっと下げても（これはより安全になるわけですが）治療に有効かもしれません。これも研究が必要です。これはまだ実用化できるかどうかを試す初期段階の研究にすぎませんが、この技術は安全で、かつ運動機能を回復しうるものだと考えています。

ニューロ・リハビリテーション治療における「魔法の弾丸」

いままでの話をまとめますと、現在、初期（急性期）の治療についての知見は確立してきていますが、慢性期の生理学的治療については、まだ確定したものはありません。薬理学的治療、神経成長因子、将来的には幹細胞の使用、アンフェタミンの投与や電気刺激療法などを候補としてあげることができますが、重要なのは、これらの治療法をすべてリハビリテーションと組み合わせておこなうことです。幹細胞のみを使っても通常の運動機能を取り戻すことはできないでしょうし、通常の神経結合をつくり上げることもできないでしょう。

われわれは長い間、神経科学や神経疾患における「**魔法の弾丸**」を探し求めてきましたが、「魔法の弾丸」はじつはリハビリテーションだったのです。われわれは薬品や電気刺激などの効果と、治療目的に合わせた行動課題とを組み合わせなければなりません。アンフェタミンや神経成長因子の効果は期待のとおりに出るものではありませんが、リハビリテーションを組み合わせることで、それらの効果を治療したい機能に向けていくことができるのです。

筆者は、今後五〜一〇年中に、これらの技術を最大限有効に活用することで、神経リハビリテーション分野、生理学的セラピー分野、神経科学および薬理学の分野が飛躍するだろうと予測しています。

損傷した脳の修復は可能か？——「イエス」or「ノー」？

損傷した脳は修復可能でしょうか？

たしかに、失われたパーツを取り替えることはできません。しかし、脳の非損傷部位は偉大な潜在能力をもっていて、自らの機能を変えたり、脳内の基本的神経結合のパターンを変えたりすることで、脳をより有効に、より機能的にしています。

したがって、この質問に対する答えは「イエス」であり、「イエス」でなければなりません。これからもさらに技術を改善していくことがわれわれ研究者の使命です。

第4章

治療の現場

畠中　めぐみ

これまでの章で書かれたように、脳卒中が原因で起こってしまった機能障害に対する有効な手段としては、神経科学的な立場からいえば、人員が充実した環境で治療を受けることや感覚運動刺激を用いたリハビリテーション手法などがあげられます。本章では、リハビリテーションチームと患者さんとのリハビリテーション入院から退院までの関わりを紹介したいと思います。

筆者らのリハビリテーション病院でおこなっている脳卒中の治療とは、急性期病院での治療が一段落ついたあと、生活を想定した病院環境に身を移し、集中的なリハビリテーションをおこなうことです。同時に合併症や生活習慣病の管理もおこない、すこやかで安全な自宅生活への移行を目標とします。日本では回復期リハビリテーションといわれる範疇です。

これは第2章で紹介されている欧米での脳卒中ユニットに準じた、さまざまな職種から構成されるチームによる治療です（図4・1）。病院の医療スタッフは、二六四床の入院ベッドに対して、医師、看護師、セラピスト（理学療法士、作業療法士、言語聴覚士）、臨床心理士、医療ソーシャルワーカー、栄養士、薬剤師、ヘルパーなどさまざまな職種のスタッフが総勢四〇〇人近くもいます。とくにセラピスト数は、日本の病院でもっとも多いなかの一つです。これらすべてのスタッフがチーム一丸となって脳卒中の患者さんを社会復帰に導いていきます。

リハビリテーション病院には、あつかう病気やケガの種類や、発症してからの期間やリハビリテーションの目的に応じていろいろなタイプがあります。なかでも社会復帰を目標にした、回復

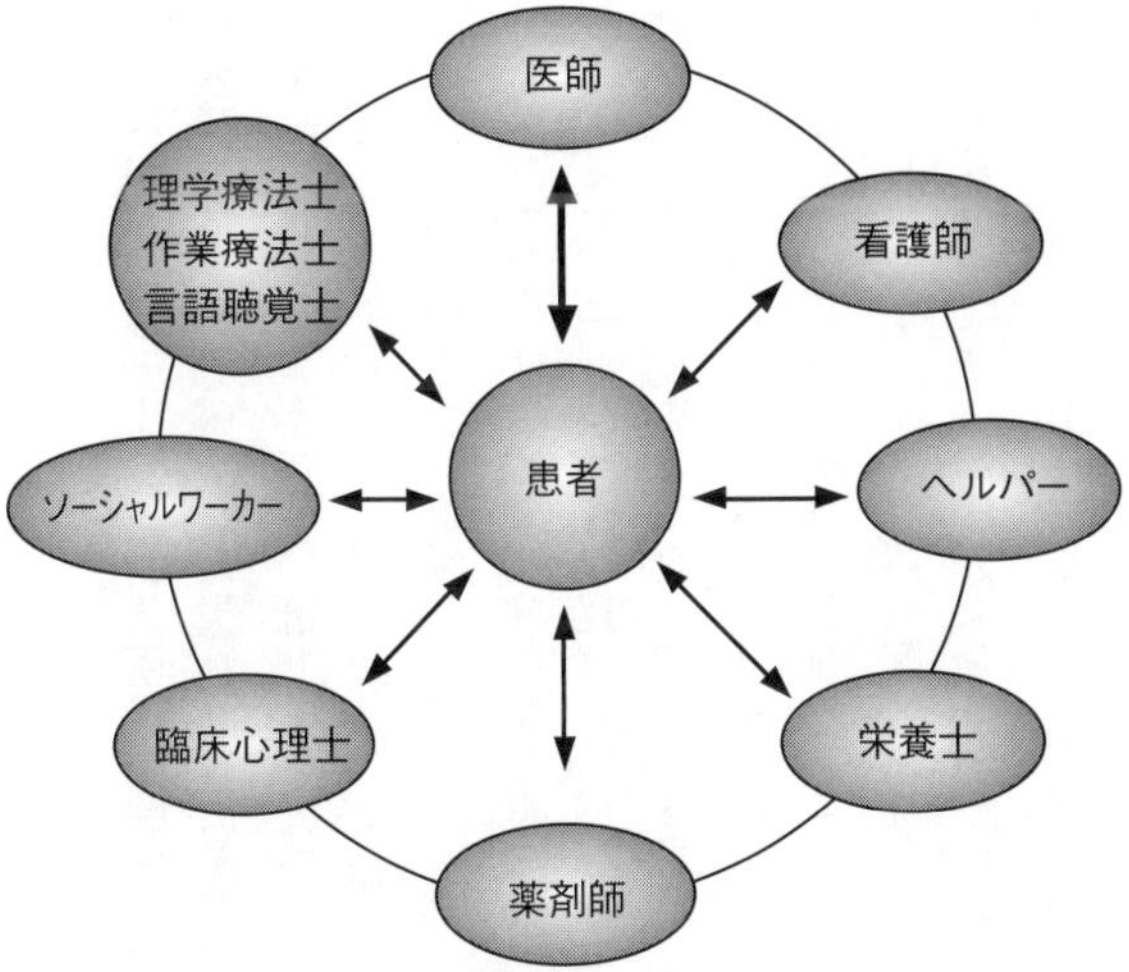

リハビリ医療はたくさんの職種がそれぞれの専門性を活かしながら患者さんと関わっていきます。スタッフ間で情報交換をして、目標を統一して協力していきます。

図4・1　チームによる医療は患者さんを中心にした丸いスクラム

期のリハビリテーション病院に足を踏み入れると、ふつうの病院のイメージとはずいぶん違った印象を受けるかもしれません。

患者さんはパジャマを着ておらず、日中はベッドから離れて車椅子や杖を使って生活をしています。病状を安定させるための病院であると同時に、自立をめざした生活の場でもあるからです。院内には大きなリハビリテーション室や、障害があっても使いやすい洗面台やトイレ、浴室などを配置しています。いろいろな環境で、さまざまなスタッフが、患者さんのリハビリテーションにたずさわっています。

また、家族のかたがたが自宅生活で

患者さんをうまくサポートしていけるように、家族への指導も同時におこなっていきます。

脳卒中リハビリテーション入院の実際

脳卒中によっていったん失われた機能が、リハビリテーションで少しずつよくなり、脳も変わっていくことはほかの章で詳しく紹介されていますが、実際のリハビリテーションはどのように進んでいくのでしょう? 入院から退院までスタッフがどのように患者さんと関わっていくのか、その実際の流れを解説します。

図4・2に、入院から自宅復帰までのリハビリテーションの経過の概要を示します。脳卒中を発症すると、急性期病院に運ばれて、脳卒中の診断を受け治療を受けます。最近は早めにリハビリテーションを始める施設も増えてきました。しかし点滴やモニターがつながっていることが多いので、セラピストがベッドサイドに出向いて全身に負担をかけない範囲で関節を動かすような簡単なリハビリテーションとなります。

リハビリテーション専門病院に転院してきたら、検査や評価をしながら、スタッフはチームを組んで多角的にリハビリテーションをおこないます。理学療法士は歩行や移動手段、バランス訓練を担当します。作業療法士は上肢の動きの訓練や更衣、食事、家事、入浴などの日常生活動作のリハビリテーションをおこないます。言語聴覚士は発音や言葉や嚥下《えんげ》の訓練が仕事です。そし

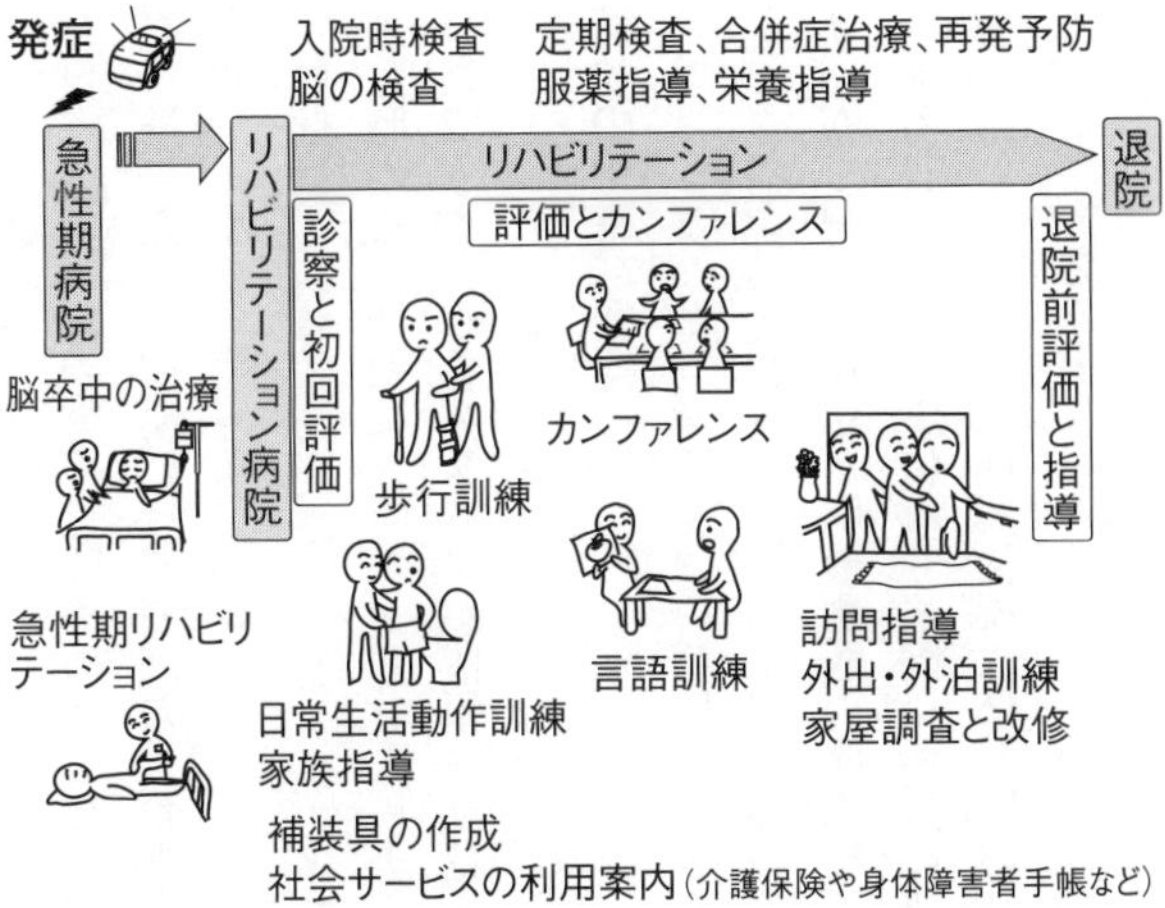

リハビリ病院に転院してきたら、リハビリをしながら様々な準備をし、からだも心も環境も自宅復帰に向けてととのえていきます。

図4・2　脳卒中発症から自宅復帰までのリハビリテーション

て看護師は、病状を観察したり、リハビリテーションの成果が病棟での日常生活動作に定着できるよう支援していきます。リハビリテーションの進行にともなって、家族に対する指導も進めていきます。自宅の生活にスムーズに移行するためには家族の理解と支援がとても重要だからです。ソーシャルワーカーは退院のために必要な社会サービスの利用案内を、入院時点から始め、介護保険のケアマネージャーへ橋渡しをしていきます。

入院も後半にさしかかれば、必要に応じて手すりの設置や段差の解消など自宅を改修したうえで外泊訓練をし、生活の不自由を少なくしていきます。この際セラピストが患者さんと一緒に自宅へうかがい、ケアマネージャーやリフォーム業者同席の上、日常生活動作を実際にシミュレートしながら自宅内の改修内容や退院後のサービス利用を話し合う訪問指導をおこなうこともあります。再発予防のための服薬には薬剤師が、食事内容には栄養士が、それぞれ指導に入って支援していきます。

医師は、病状を安定させ、合併症の予防など全身管理をしながらチームを統括していきます。入院時から定期的にカンファレンス（チーム会議）をおこない、チームの方向性が退院に向けて一致できるよう各スタッフが情報や意見を交換します。

病状の正確な把握

では、リハビリテーション病院での入院生活を、順を追って見ていきましょう。リハビリテーション病院の入院初日には、入念な診察をおこないます。患者さんのからだの状態を正確に知り、脳を調べ、症状と脳の働きの関係を理解し、将来を予測し、的確な治療を選ぶためです。

ある日突然脳卒中になり病院（おもに急性期の病院）に運ばれ、患者さん本人も家族も無我夢中で過ごします。急性期治療にひと区切りついた時点で、患者さんはリハビリテーション病院に転院してくることになります。この転院の日が脳卒中を発症して初めての外出になる場合も多々あります。

病院の玄関に到着すると、担当看護師が迎え、入院病棟へ案内します。挨拶から始まり、家族同伴のもとで最初の診察をします。あらかじめ急性期病院から紹介状をもらっているので大事な医療情報はほぼ把握していますが、患者さん本人と家族から生の声を聞き、発症時の状況や入院生活のことを把握することにしています。それはコミュニケーションでもあり、当時の状況をきちんと説明できるかどうかが病状の重さを推し量る一つにもなり、また語感や口調から病気に対する気持ちや現状の快不快を知ることができます。また急性期の重点管理中には、本人が同席できず家族だけが病状説明を受けた状況もありえますし、当時の意識はぼんやりしていて説明の内容を覚えていないことも少なくありません。

つぎに、からだに受けたダメージの診察をしながら、医師は発症の原因になった病巣との関連と、時期による変化を推測します。昨今は、診断技術はめざましく進歩しましたが、やはり症状を詳しく観察して、病巣と矛盾がないか、また症状の変化を推し量ることはたいへん重要です。

図４・３に脳卒中のおもな症状を示します。脳や神経が傷ついてからだがうまく動かなくなった状態が運動麻痺《まひ》で、もっともあらわれやすいものです。触覚や痛覚、温度感覚が低下する状態を感覚障害といいます。ほかにも、バランスをとったり細かい精密な動きが難しくなったりする小脳失調、ろれつが回りにくくなる構音障害、食べ物の飲み込みが悪くなる嚥下障害、言葉の理解や表現が困難になる失語症や、身の回りの状況や日時の感覚がわからなくなったり、見えるも

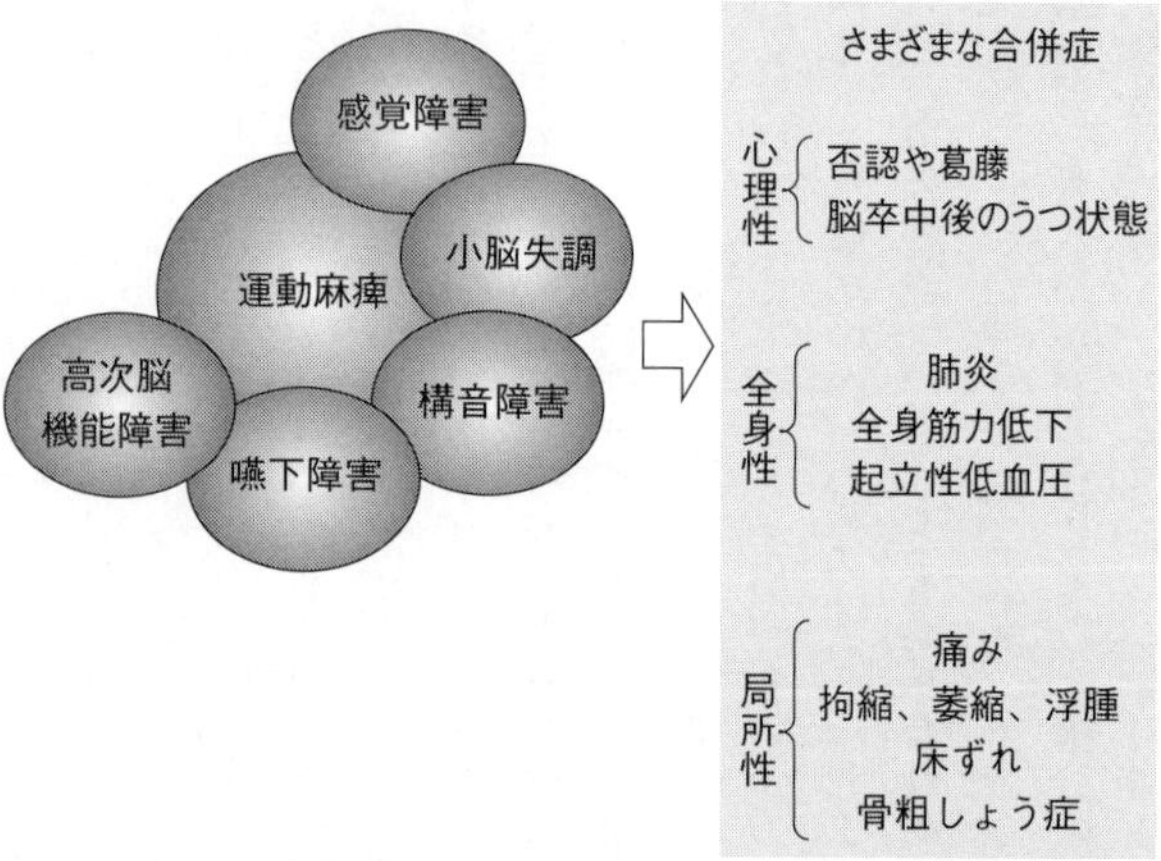

脳卒中により直接引き起こされる機能障害のほか、時期によってさまざまな合併症が現れてくることがあります。

図4・3　脳卒中によって引き起こされるいろいろな機能障害

のや聞こえるものの認知が悪くなったりする高次脳機能障害（記憶・思考・行動など複雑なレベルの脳機能の障害のこと）などがあります。

脳卒中と一言で表しても、障害を受けた脳の部位や大きさにより起こる症状はさまざまです。また、前にあげた障害は一つだけでなく複雑に組み合わさる上、さらに本人のもともとの体力や持病もあると、症状は千差万別となります。

また、脳卒中により引き起こされる合併症もさまざまなものがあげられます。転院の時点ですでに伴っていることもあるし、入院期間中に新たに出てくることもあります。なかにはリハビリテーションの続行が困難になったり、せっかくの回復を妨げたりする合併症もあるので、つねに気をつけて対処していく必要があります。患者さんをたくさん診察して経験を積み、一人ひとりを深く観察し、どのような機能が伸ばせそうで、逆にどのような合併症が起こりうるか予測をたてて、早めに対応していこうとすることは医師の立場として重要なことです。

　このような機能障害から引き起こされる、日常生活動作の不都合の確認もおこなっていきます。これを能力障害とよびます。日常生活動作とは、トイレ、更衣、歯みがき、入浴などがあげられます。麻痺の強い人はベッド上で寝たきりのために、実際はどれだけ身の回りのことができるか試さないまま転院してくる場合も少なくありません。

　発症前の日常生活や家屋の状況についても確認します。日常生活については、就業していた場合は職務内容や通勤手段、お年寄りなら発症前の活動状況は重要です。身の回りのことが自分でできていたか、趣味や好きなことは何か、外出をしていたか、家の周りに坂道や階段はないか、家のトイレやお風呂や階段の構造は使いやすいものか、部屋の敷居に段差はないか、などといったことも調べます。

検査

　つぎは検査について述べます。リハビリテーション病院では、現在の脳の状態の検査のほか、脳卒中そのものや既往症から引き起こされる合併症がないか、そしてそれはリハビリテーションに支障がないか判断しなければなりません。糖尿病、高血圧、高脂血症、肥満などといった脳卒中の引き金になるかもしれない生活習慣病の症状があるかどうかも調べます。また、心エコー（心臓を超音波を用いて視覚的に診る検査）や頸動脈エコー（頸動脈を超音波検査で視覚的に診る検査）で心臓血管系の評価をします。網膜の動脈は脳にある細い動脈と性質が同じなので、眼底検査で網膜の動脈硬化の程度を調べて、実際に見ることができない脳の細い血管の状態を推し量ります。

脳卒中になってから臥床《がしょう》がちになってしまい、重力に逆らうような姿勢——たとえば座ったり立ったり——をしていないと、麻痺した手足のほかにも全身の筋力や、運動に対する心臓や呼吸の耐容量が低下してしまっています。リハビリテーションを始め、進行させていく過程で、からだに負担がかかっていないか注意深くチェックしていきます。これらの全身の評価も脳機能の回復をどのように助けていくかを考えるうえで、欠くことのできないものなのです。

脳の検査は病変がどこにあるかをみる検査と、働き（機能）をみる検査に分かれます。ＣＴやＭＲＩといった画像診断技術を使って脳のなかの障害部位を特定し、病気の診断と患者さんに起こっている症状との関連づけをします。脳は障害を受けた部位や大きさによって、症状やその後の回復のしかたが異なるからです。一般的には病変が大きいほど、症状が重く、回復も遅れてくる傾向がありますが、個人差が大きいのも特徴です。

そこで、実際に脳がどの程度働いているのかを調べるのが機能検査です。機能検査には機能画像検査と、神経の電気活動を調べる生理機能検査とがあります。機能画像検査としては、ポジトロン断層撮影（ＰＥＴ）や機能的ＭＲＩ（ｆＭＲＩ）といった検査があり、ごく簡単な運動中や言葉をしゃべっているときの脳活動を調べることができます。

しかし、ＰＥＴやｆＭＲＩは基本的に安静に寝ている状態でないと検査ができないため、リハビリテーションの評価に使用するには、おこなえる課題が限られてきます。筆者らは、実際の歩行中や、リハビリテーション中のダイナミックな動きの最中の脳活動の変化を調べるために、第2章でも紹介した、近赤外線光で測定するｆＮＩＲＳを使っています。

生理機能検査には脳の電気活動をみて形態や機能の異常を調べる脳波検査や、手足を動かしている神経や筋肉の電気活動を調べる神経伝導検査、および筋電図検査があります。

そのなかの一つに、第2章でも紹介した経頭蓋磁気刺激法（ＴＭＳ）があります。これは円形や8の字形のコイルを頭の表面に当てて磁気を流すことで、脳表面の神経細胞へ結合しているシナプスを刺激し、その命令が伝わって手足が動くまでの時間や反応の大きさをみるというもので、脳からの運動神経の通り具合を調べる検査です（図2・15参照）。

ｆＮＩＲＳを使ったり、磁気刺激を使ったりすることは、脳卒中により損傷を受けた脳の働きを知り、どの程度の予備能力が発揮できそうか、可能性をさぐるための一つの目安になります。

これらには課題があります。検査結果をどう解釈していくか定まったものはありません。また、これらの検査手法はリハビリテーションの予後を正確に予測できる手段でもありません。一歩ずついろいろな研究をして方法と結果を積み重ねていかなければ、ほんとうに知りたいと思うことがわかるようにはなりません。このようなことを意識しながら検査や治療にのぞむ必要があります。

最新のリハビリテーションのために

これまでの章で、脳卒中により障害を受けた脳がリハビリテーションにより再構成されること、あるいは運動技能学習によって実際の手足の運動が改善しうることなどを説明してきました。実際に一人ひとりの治療をしていくうえで、診察や脳の検査をしながら、脳の活動がどう変化しているのか予測したり個人差をみたりして、患者さんの治療に役立てています。

こうした神経リハビリテーションは脳機能解明の点でも注目されている神経科学の臨床の一分野です。これは脳のネットワークの再構成を意識しながらリハビリテーション手法を研究し、それを利用して治療していくことを目標にしています。

医師やスタッフが日進月歩の脳科学の研究に触れていくには、研究内容の変遷や最新の知見、研究手法を知ることが重要です。旧来の神経学の教科書を使った勉強だけでは追いつかないので、国際学会への参加や、研究雑誌、とくに国際的な英文文献を読んで最新の情報を知る必要もあります。このような修学は容易なことではありませんが、得たことを患者さんへ応用することや、逆に日々患者さんを診察することで感じたことを科学的に証明していく作業は、臨床にたずさわる立場として大切なことと考えて、スタッフは日々努力しています。

リハビリテーション開始

入院翌日から患者さんは、毎朝パジャマからトレーニングウエアに着替え、ベッドから離れさっそくリハビリテーションに励むことになります。診察の結果からリハビリテーションの内容を医師が作成し、セラピストが理学療法、作業療法、言語聴覚療法という各分野から実際の専門的なリハビリテーションを始めます。具体的な内容はセラピストが患者さんの日々の変化や回復具合をじっくり観察しながら柔軟に対応していきます。

セラピストによる治療の視点は、一人ひとりの患者さんの状態を深く観察し、運動の回復を促していくことです。脳卒中になったことで患者さんのからだは両側が協調して動かず、姿勢のコントロールが崩れ、麻痺側の手足を機能的に動かせなくなっています。

このような姿勢コントロール障害の背景の一つに、痙性《けいせい》や弛緩《しかん》といった、病的な姿勢緊張状態があげられます。これは、からだの一部を他人が動かして、筋肉が収縮したときや反対の方向に伸ばしたりするときに他人が感じる抵抗のことです。健常時より抵抗感が強くなっていれば痙性、弱くなっていれば弛緩といいます。さらに筋肉や皮下組織の短縮や萎縮という二次的な要素も混在してくるので、複雑になっています。セラピストはこの異常を改善しながら、姿勢コントロールを整え歩行や手足の機能改善をめざしていきます。

たとえば痙性は、脳や脊髄が能動的に働くことにより減弱すると考えられているので、セラピストは患者さんの脳の機能回復を意識しながら、手を握ったりからだを支えたりすることで感覚の刺激を入れ、機能的な運動ができるように誘導していきます。さらに機能回復は、このような経験をくり返していくことで促進されます。

また、麻痺した筋肉や皮下組織が短縮したり萎縮したりしていることに対しては、運動中に動きやすい範囲を増やしたり、患者さん自身の体重を自分で支えられるよう介助したりすることで、改善と進行予防をめざします。姿勢を保つための筋肉の緊張というものは、寝ているときや座っているときなどの安静時と、歩行やものを取る動作などの活動場面とでは大きく変化するものなので、セラピストは、リハビリテーション室だけでなく、病室やトイレやお風呂や屋外など、さまざまな環境と状況のなかで患者さんを観察し、リハビリテーションを重ねていきます。

回復の状態や習得具合によって、自分でできる内容や行動範囲を増やすために車椅子や杖や足の装具などを併用する場合は、セラピストと医師が相談しながら許可を出していきます。

日常の生活は必要に応じて看護師が支援をしていきます。患者さんにとっては二四時間がリハビリテーションなので、一日の大半を過ごす病棟生活は大切です。看護師は、患者さんの身の回りの一つひとつのことを細かく観察し、全身状態は医師と、リハビリテーションの進行具合はセラピストと密に連絡を取り合って、身の回りの動作など、安全な自立をめざしていきます。

一見何げない病棟生活ですが、よく中身をみてみるとそこにはリハビリテーションのきっかけとなるさまざまな運動の機会が存在します。最近のリハビリテーション病院は、リハビリテーション室の環境だけでなく、病棟生活の環境を重視しています。ベッド周囲やトイレなど、日々のくり返し動作も大切なリハビリテーションであるので、広く安全であること、訓練した動作が活かせるよう麻痺にあわせた使いやすさがあることなどを心がけています。

さらに看護師や介護士、ヘルパーなどさまざまな職種のスタッフが細やかに患者さんの日常生活の支援ができるよう、なるべく多くのスタッフを配置するようにしています。セラピストはリハビリテーション室だけでなく病棟でも訓練時間を設け、より能率的な手足の動かし方を指導していきます。このような一連の流れがくり返され、いったん働きを失った脳が少しずつよみがえりはじめるわけです。

脳を考えたリハビリテーションの例

ではここで脳を見ながら進めるリハビリテーションの例を紹介します。四〇歳代後半右利きのある患者さんは、左の基底核という、一次運動野と連絡した部位の出血のため右片麻痺があります。肘の屈伸運動をしようとすると肩がいっしょに前後に揺れてしまい、ものを取ることができません。手を握ることはできますが、指を開いたり指折りをすることはできないため、両手の動作もできません。

そこで、自主訓練として、麻痺した右腕を自分の左手で支えて曲げ伸ばしする運動を始めました。腕の可動域を増やしたり、腕の筋肉が過剰に緊張してつっぱった状態を正常に戻そうとすることが目的です。

この動作が上手にできるようになったので、右上肢のリーチ動作（あるものをつかむために腕を伸ばす動作）の訓練時にｆＮＩＲＳで脳活動を測定してみました。

自分でおこなうリーチ運動をセラピストが観察すると、それは患者さんの麻痺した腕には難しい努力の必要な動作で、肘を伸ばそうとすると肩もいっしょに前後に揺れてしまっていました。ｆＮＩＲＳで見たそのときの脳活動は、本来働くはずの左側の一次運動野付近の活動は少なくなっており、両肩を揺らしてリーチしようとするため右側の一次運動野が優位に活動していました。

そこで、セラピストが肘を少し支えて、腕の重みを軽くしながらリーチを誘導したところ、動作は一変して、右腕を曲げようとする屈筋と、伸ばそうとする伸筋の動きがともにスムーズになりました。数分の訓練後にセラピストが支えをはずし、ふたたび自分の力でリーチ動作をすると、動きはなめらかでリズミカルないい運動ができるようになっていました。このようにセラピストの介入直後からみえる動作の改善を即時効果といいます。

そのときに同時におこなったｆＮＩＲＳ測定では、リーチ動作がなめらかになると、脳の活動は一次運動野と体性感覚野付近に左右均等な活動が出てきており、そこから活動の低下していた左側の一次運動野が活動しはじめたことが考えられました。

このようにセラピストがうまく感覚刺激を加えてよりよい運動を誘導することによって患者さん自身のリーチ動作が改善すると、じつは脳のなかでも、病変のある大脳半球の一次運動野と体性感覚野の活動が増加していることがわかったのです。つまり、動作が変わると脳も変わっていくのです。

スタッフたち自身、こういう変化が起こることを知ると、日々のリハビリテーションや診察のなかで患者さんに触れながら、脳の中の変化をイメージする機会が生まれ、脳を理解しながら診療しようという思いも強くなります。

実際は、脳の変化は長く続くものなのか、ほかの患者さんにも適用できる普遍的なものかなど、医師には検証するべき課題が山積しています。そして、さらに脳がよりよく変化する方法を集めて、それをリハビリテーションの方法論として体系だてていくために、地道な研究を続けています。

入院中のからだと心の変化

ある日突然、心の準備もなく長年連れ添ったからだが豹変してしまったわけですから、そのからだを受け入れづらかったり、気分が落ち込んだりすることは当然でしょう。受容する時間も体力もなく、新しいからだに慣れていかなければいけない。がんばる心と変化するからだとのミスマッチ。リハビリテーションへの意欲が向上する嬉しいこともあれば、つらいと感じてしまうこともやはりあるのです。

理想は日ごとに雪解けのように動かなかった手や足が徐々に動き始めること、出なかった言葉が出始めることでしょう。それは喪失からの再獲得なので、なによりの喜びとして感じられます。

しかし、第2章、第3章で述べたように、脳卒中で引き起こされた麻痺はぐんぐんと天井なく回復していくものでもありません。本人の思い描く像とギャップがある場合は、せっかくのこの変化も喜びとしては感じられず、ときに変化に気づくことすらない場合もあります。そうなると、不安や焦りとなり、さらに悲観的になってくると、脳の回復には悪循環なのです。

原因は一様ではないですが、脳卒中後にうつ状態になる患者さんは三〇～四〇％くらいいるといろいろな論文が報告しています。うつ状態では脳のなかで神経の命令を伝える働きをする神経伝達物質の放出が減り、そのせいで運動機能の回復も本来より悪くなるという報告もあります。

つまりうつ状態を改善していくことは、患者さんの心の負担を軽くするためにも運動機能をよくするためにもたいへん重要です。脳卒中にたずさわる医師のみならず、すべてのスタッフが患者さんの心理状態を理解し、よくしようと努力することが重要です。

具体的には医療側は患者さんの訴えを聴き、話し合いながら一歩一歩の現実的なゴールを決めてリハビリテーションをおこなっていく必要があります。日々の心の変化もくわしく観察し、一人ひとりに合った接し方をそのつど話し合っていきます。また日々の家族による精神的なサポートは、かけがえのない大切なものです。発症したその日から患者さんだけでなく家族もいっしょに悩み考えていく期間であるといっても過言ではないでしょう。

またリハビリテーションとは社会への復帰を始める時期でもあります。家族やペット、職場やコミュニティーとの関わりなども、本人を見守り支えていくようなプラスの存在であることが大切です。

なお、抗うつ薬や脳機能を活発化させる薬剤は運動機能の回復を促進するという結果が、動物実験およびヒトの脳卒中でもいくつか報告されています。これらも神経伝達物質を介して脳に効いている可能性が高いと考えられます。これらの薬を十分適応を考えながらトライしていくのもこれからの神経リハビリテーションの課題です。

リハビリテーション病棟の取り組み

リハビリテーション医療の特徴は、医師、看護師、セラピストだけでなく、ソーシャルワーカー、栄養士、薬剤師、臨床心理士、ヘルパーなどさまざまな職種のスタッフが患者さんの機能回復、社会復帰に向けてチーム一丸となって働いていることです（図4・1参照）。入院期間中には患者さんの時々刻々と変化するからだと心に対し、スタッフは情報を共有し、同じ目的をもって取り組んでいくことを念頭に置いています。

よりよいリハビリテーションのためには、チームのそれぞれのメンバーが専門性を追究するだけでは不十分で、他の職種とのコミュニケーションや連携が大切です。そのためチームはしばしばカンファレンスをおこない、患者さん一人ひとりの身体面、身の回りのこと、精神面、社会面など多角的に話し合います。具体的には、病棟でしている日々の日常生活動作も有意義なリハビリテーションであるよう、リハビリテーション室でおこなっていることとのズレがないか、逆に日常生活動作のほどよい介助のあり方はどうか、それぞれの立場から意見を交換します。また患者さんや家族の気持ちや働きかけに、多職種でよりよく応えられるよう情報を共有します。

日々のリハビリテーションでは本人の能力を高めると同時に、家族に対して介護方法や退院前の準備などの指導をおこないます。失語症のある患者さんの家族には、家族自身の受容やお互いのための上手な接し方を感じてもらうことも重要です。

たとえば左の中大脳動脈領域に脳梗塞を発症したある患者さんは、右の片麻痺に対するリハビリテーション目的で転院して以来、ベッド脇で転倒をくり返していました。ナースコールを押すことや麻痺に合わせた正しい移動のしかたなどをみんなで指導するのですが、やっぱり自己流になってしまい、いっこうに転倒は減りません。

なんとか患者さんに快適であるよう工夫した介助でも、患者さんはいらだつのでスタッフは困りました。なぜなら重度の失語症があるため、会話や書字などの言語のみならず、ジェスチャーなど言語を使わないコミュニケーションをとることさえ困難で、さらに注意を周囲に向けることも難しかったのです。大脳に広範な障害を受けると、このようにいろいろな要素が複雑にからんでくるため、正しい指導法やスタッフの関わり方など、いい方法はたくさん試行錯誤しないと見えてきません。

チームでの話し合いの結果、本人流のやり方を尊重することにして、それが安全にできるよう取り組むことにしました。病棟とリハビリテーション室での動作を統一し、くり返しからだを使って同じ動作の練習をしたところ、転倒回数がめっきり減ったのです。本人に合った方法を取り入れることにより、練習する意欲も高まり、ついには上手に移動することを脳は学習していったのです。

一般的に、リハビリテーションの日々を過ごすなかで、患者さんもがんばるほどに回復に対する悩みや葛藤が出てきます。患者さんの声はチーム内で共有し、それを解決できないか、たくさんの時間をかけて相談します。話し合うことで意外なアイデアが生まれたり、話すだけでやりやすくなったりと、報告と連絡と相談にはじつにいろいろな効力があるものです。

そして入院期間も半分を過ぎたころから退院の方向決定と準備を始めていきます。自宅退院する場合には社会資源の利用がスムーズにできるよう橋渡しもしていきます。前述したように、退院前にケアマネージャーやリフォーム業者を交えて自宅訪問指導をするのもその一つです。自宅に帰るには患者さんの歩行能力やトイレ自立が重要視されます。麻痺が強くて多少の不自由があっても環境や家族の協力に恵まれ自宅に帰ることのできる患者さんもいますし、せっかく自立レベルまで回復しても家庭の事情や自己満足感にギャップがあって自宅に戻れず、療養型病院に転院したり施設に入ったりする患者さんもいます。

また、自宅に帰って逆にできないことが増える場合も稀にあります。コミュニティーのなかで、理解ある人と環境に囲まれるということはシンプルなようで、じつは困難であったりします。自宅でも施設でも、少しでも満たされるよう設定し、変わりうることに柔軟に対応していくことがいちばん大切でしょう。患者さんの脳が環境の変化に適応できない場合には、外的な環境を患者さんに合わせていくことが必要なことも多々あります。それを整えていくのもリハビリテーションチームの大切な役割です。

チームリハビリテーションの実例

リハビリテーションチームの団結で自宅環境に復帰することのできた患者さんの一例を紹介します。

七〇歳代男性のXさんは、左視床出血を起こしてから三ヵ月弱で転院してこられました。急性期には右半身の麻痺や意識障害が強かったために、急性期病院ではリハビリテーションといってもベッド上で関節が固まらないように動かしてもらうようなことが中心で、身の回りのことは全部介助をしてもらい排泄はベッド上で尿器を使用していたそうです。

麻痺した手足はだいぶ動くようになっているのに、一日の大半をベッドで過ごしていたため筋肉は痩せ体力が低下していました。日常生活動作は立ちあがりも不安定、トイレへ移動するにも看護師による全面介助が必要でした。

さらに心電図や心エコーの検査から、徐脈性の不整脈と心臓のポンプの働きが悪いことがわかり、実際すぐ息切れしてしまうのでリハビリテーションはなかなか進みませんでした。また、嚥下障害があり水分にとろみをつけたり食材をくだいたりペースト状にしたりすることで気管に入らないような工夫をしたり、口へ運ぶ一回の分量を少なくしたりと、そばについて食事のしかたを見守る必要がありました。

しかし肝心のXさんは注意障害や病気への自覚の低下があり、自分の現在の状況がうまく理解できません。また自分の欲求を節することができなくなっており、嚥下障害があるというのに矢継ぎ早に食べものを口へ運んでしまいます。また、奥さんも愛情深く熱心にベッドのそばにいてくれるのですが、Xさんの病気の状態や介護方法がなかなか理解できず、お水にとろみをつけずに飲ませてしまうことが続きました。

転院されてから一ヵ月目に、Xさんはとうとう肺炎まで起こしてしまいました。こうした困難な状況を打破すべく、スタッフは話し合って多方面からのアプローチを根気よく続けることにしました。

医師はいったんXさんの食事を止めて抗生物質の点滴で肺炎の治療をしながら、病状の説明をXさんと奥さんにおこないました。

言語聴覚士は、食事を再開してから嚥下造影という実際の咀嚼や嚥下をX線で透視しながら観察する検査をおこない、結果をわかりやすい形で奥さんに説明し、食事介助の目的と方法をくり返し説明しました。嚥下訓練は、直接的な食事を使った方法と、発声や筋肉の緊張をととのえるような間接的な方法とで根気よくおこないました。

看護師は、栄養士に協力してもらいXさんの食事時間をずらして、腰を据えてベッドサイドでの食事観察をしつつ、奥さんに介助が習慣的にできるように指導しました。コップには奥さんに忘れず水分のとろみをつけてもらうよう印をつけたり、食べ方が少し上手になってきたら、奥さんの介助をそばで観察したりするようにして、自宅での生活を想定したスタイルにしました。また自己判断してベッドサイドで危険な行動をとることがあるため、安全な行動ができるよう壁に手作りポスターを貼ったり、転ぶきっかけになりやすいところにカラーテープを貼ったりして、注意を払ってもらいやすいように工夫をしました。看護師の介助で車椅子に移り、ベッドで横になっている時間を日中はなるべく少なくするようにし、排泄も尿器は使わずそのつどトイレ介助をおこないました。

リハビリテーションを続け、徐々に運動能力は改善して、奥さんの介助で廊下を数メートルほど歩くことができるようになってきました。しかし長期間寝たきりだったための筋力低下や、疲れやすさは理学療法士や作業療法士にとってはリハビリテーションを順調に進められない障壁でした。またXさんは病前のように自分が動けると思いこみ、能力以上の動作をひとりでしようとするので、病棟生活では転倒しそうなこともしばしばありました。

このまま退院した場合、身体能力から見込まれる退院時の運動能力にくらべて本人の病状の自覚が低いため、見守りの必要があると思われました。しかし奥さんの介護力にも限界があり、十分な見守りができない恐れがありました。このギャップを問題として、たびたびチームカンファレンスで話し合うことになりました。医療スタッフは安全な生活のためには医療者の監視が必要と考え、今の病院を退院してからもひきつづきどこか病院か介護施設で生活することを提案しました。ただ、Xさん自身は自宅に帰りたい思いが強く、奥さんも賛同していました。しかし、自宅の環境は段差や階段など、いまの能力では転倒したり負傷したりする危険がいっぱいで、車椅子やベッドが入るような広さもなく、それらを改修することもできない事情でした。

そこでセラピストたちはその環境をふまえ、リハビリテーション内容に四つんばいで移動することやそこからの立ちあがり、自宅の階段を想定した昇降の練習などを盛り込むことにしました。退院前には自宅での外泊訓練もおこなうことになりました。外泊では、なによりケガをせず、必要な栄養と水分を摂ることができ、薬も飲んで、無事病院に帰ってきてくれるよう工夫が必要でした。奥さんの介助は徐々に上手になってきて、問題意識も芽生えてきましたが、二人きりになるのは発症後初めてですから不測のトラブルもありえます。看護師は家での時間割りとチェックシートをつくって、脱水にならないよう、とろみもきちんとつけられるよう奥さんに渡しました。無事転倒もせずケンカもせず外泊を終えて帰ってきたことに一同ホッとしたものです。

医療ソーシャルワーカーは退院後に社会サービスが潤滑かつ適切に受けられるよう、転院後早期から介護保険やサービスの概要を奥さんに説明していました。さらに自宅退院方針が決定してからは、チームカンファレンスで話し合った内容を利用して地域の担当ケアマネージャーと専門的内容の意見交換をして、医療側と地域サービス側の橋渡しと地域生活へのスムーズな移行をサポートしました。こうして転院してから四ヵ月、たくさんの出来事がありましたが、Xさんは大泣きし、そして笑って奥さんと家に帰っていきました。

患者さんや家族がのぞむ自宅環境への復帰は、十分な回復が得られて元通りになれば可能ですし、能力が不十分でもそれに合わせた自宅につくりかえることができれば、なんの問題もありません。ですが、現実にはそううまくはいきません。

Xさんは運動面や高次脳機能面の症状はよくなってきたけれど、難題がいっぱいの自宅環境に合わせられるほどの能力はついていませんでした。そういうときは自宅に合わせた訓練を根気よく積み重ね、学習することが、適応していくことにつながります。家族と周囲のマンパワーが強いサポート力となり適応を強化していきます。

チームリハビリテーションとは、目標を患者さんを含めスタッフみんなで共有し、かつ各職種の専門性が患者さんに活かされてこそ初めて成り立つものと考えます。

最後に

脳卒中は生活習慣が大きく関わる現代の重要な病気で、これからも増えていくことが予測されます。急性期の治療が発達して救命率が向上したぶん、障害をもって生きていく患者さんが増えていきます。医師は、発症予防、急性期の診断治療、リハビリテーション、再発予防、社会医学などの各分野にたずさわる者たちがお互いを理解し協調して、患者さんのよりよい生活をめざし教養を深めていく必要があります。

脳科学や脳神経の病気を専門に扱う医師のうち、リハビリテーションを勉強している者はまだたいへん少ないのが現実です。逆にリハビリテーションにたずさわる者のなかで、脳科学の専門家も少ないのです。日々の臨床や研究活動のなかで、もっと仲間が増えていき、脳卒中の急性期から社会生活復帰まで、一貫したスムーズな治療やリハビリテーションができることや、脳科学の研究がもっとさかんになって簡単な検査や評価法が見つかり、その結果が日常的な治療に活かされ、ひいては患者さんが少しでもよくなることが筆者らの願いです。

第5章

どんな病院で治療を受けるのがよいか

久保田 競

脳から見たリハビリテーション治療の新しい流れ

ここまで、リハビリテーションの可能性（第1章）、なぜ治療できるのか、そのとき脳で何が起こっているのか（第2章、第3章）、リハビリテーションの現場ではどう治療されているのか（第4章）を見てきました。本章では、どんな病院で治療を受けるのがよいかを考えてみます。

これまでの章で述べてきたように、リハビリテーションによって機能が回復するのは、脳がダメージのショックからさめて、単純に失われた機能が回復するのではありません。ダメージを受けて死んだ脳領域の周囲の神経細胞が働いて、脳内で神経細胞の再構成が起こるのです。つまり、新たな学習がおこなわれるというわけです。

脳とリハビリテーションの関係は、一九九六年のヌード博士の報告以前は、ほとんど知られていませんでした。ですから、リハビリテーションによって治癒した、あるいは自然治癒したと思われた事例の大部分は、脳内で新たな学習が成立したと考えられます。

これからのリハビリテーションは、当然、脳との関係を考えながらおこなわれなくてはなりません。科学的根拠（エビデンス）に基づいた訓練や治療でなければならないのです。

この脳から見たリハビリテーション治療の流れは、だれも無視できなくなっています。二一世紀初頭の現在、経験的におこなわれてきた従来の治療法を、科学的なものに変える努力を必要とする段階にきているのです。

どこで治療を受けるのがよいか

脳卒中で脳にダメージを受ける人は、たえず発生しています。リハビリテーションはまったなしに必要です。発症したら、たとえ不完全な治療法であっても受けなければなりません。

不幸にも脳卒中で倒れたら、具体的に、どこへ行って治療を受けるのがよいでしょうか。

実際には、科学的根拠に基づく脳のことを考えたリハビリテーションをおこなっている医療施設はまだほとんどありません。したがって、その努力をしているリハビリテーション病院で、かつ治療成績が上がっているところで治療を受けるのがよいでしょう。大雑把にいうなら、

「脳卒中の治療をチームでやっているリハビリテーション専門病院、あるいは、それに近いことをしている病院に行きなさい」

というのが筆者の考えです。このことは、あとでもう少し詳しく触れます。

病院を見分けるポイント

「脳卒中リハビリのいい病院選び」という記事が、二〇〇四年の夏、ある週刊誌に掲載されていました。そこでは、首都圏のおもな回復期リハビリテーション病院が紹介されていて、「いい病院」を見分けるポイントを三点あげています。

（1）リハビリテーション専門医がいるか。
（2）治療成績を公表しているか。
（3）毎日リハビリテーションをおこなうか。入院して三日以内にリハビリテーションを提供しているか。

この三条件について、検討してみましょう。

リハビリテーション専門医は必須か？

（1）のリハビリテーション専門医がいるかどうかは、決定的に重要なことではないと考えます。脳のことを考えて治療をしていることのほうが大事で、専門医でなくてもよい治療ができます。もちろんリハビリテーション専門医がいて、脳のことを考えて治療してくれれば最高です。

リハビリテーション専門医になるには、医師免許取得後リハビリテーション医学会が定めた研修病院で、脳卒中、脊髄損傷その他の機能回復の治療経験を積み、研究論文を発表するとともに、筆記試験と口頭試問に合格しなければなりません。

しかし、これまでリハビリテーション医学会では脳のことはあまり取り上げられなかったので、すべてのリハビリテーション専門医が、本書で述べてきたような脳に関する知識をもっているわけではありません。

　また、リハビリテーション専門医の絶対数は少なく、東京その他の大都市以外で、専門医のいる病院を見つけるのは至難の業です。ですから、リハビリテーション専門医がいるに越したことはないとは思いますが、それよりもまずは「脳のことを考えているか」という点に重点を置いて病院を評価するべきでしょう。

治療成績の公表は大事な条件

（２）の治療成績を公表しているかどうかは、とても大事な条件だと筆者は考えています。病院には、治療成績を一般に公表する義務はありません。それなのに公表できるのは、まじめに治療をしているからで、研究熱心な医師がいないとできることではありません。
　治療した結果を記録に残し、まとめる作業は、大仕事なのです。有能な補助スタッフもそろっていないと、なかなかできません。治療成績の公表は研究の一部でもあり、それを積極的におこなっている病院は、よりよいリハビリテーションの提供が期待できるでしょう。

　専門の学術雑誌を調べるのがいちばんよいのですが、それが難しい場合はインターネットで治療を受けたい病院のホームページを見るのがよいでしょう。学術雑誌は専門知識がないと読みにくいので、かかりつけの医師がおありなら、その医師に調べてもらうのもよい方法です。

また、専門的になりますが、米国国立医学図書館で、各病院の医師の研究活動を調べることができます。この図書館は、世界中の医学文献を集め、その目録を発行しており、インターネットでもPubMedから検索できます（ただし英語です）。ここで検索に多くかかる人は、よい研究業績を出しているのかもしれません。

医学専門誌に日本語で書かれた医学論文は、医学中央雑誌刊行会が一九八三年以後のものを集めており、インターネットで見られます（http://personalsearch.jamas.gr.jp　ただし有料）。

いずれの方法にせよ、治療成績を公表している医師のいる病院を調べてから診察を受けることを、強くお薦めします。

早期リハビリテーション

（3）の早期のリハビリテーションが、最近言われるようになってきています。このことを特徴とするリハビリテーション病院もあります。ほんとうに早期リハビリテーションが必要なのでしょうか？　早期リハビリテーションが有効かどうか、少し詳しく検討していきましょう。

たしかに、最近は早期リハビリテーションがよいと主張するリハビリテーション関係者が多くなっていますが、はたして脳卒中の発作を起こして、いつからリハビリテーションをするのがよいのでしょうか。そこには、早ければ早いほどよいとは言い切れない事情があります。

一次運動野に人工梗塞を起こしたラットに麻痺した手を使わせると、人工梗塞の病変が大きくなり、麻痺症状が悪化することが報告されています（第3章で紹介したものとは別の研究です）。梗塞を起こして一週間以内に麻痺手を動かすと、一次運動野で死んだ神経細胞の残骸から分泌されたカルシウムイオンがまわりの神経細胞に取り込まれ、細胞内のカルシウムイオン濃度が高まり、その細胞が死んでしまうことがあるのです。この現象は梗塞のあと二週間過ぎればみられないと報告されています。

麻痺した手をギプス固定して動かさないようにした場合は、一次運動野の病変は大きくなりませんでした。神経細胞を使わなければ、カルシウムイオンの取り込みはおこらないのです。

ラットで一次運動野の梗塞のあとの訓練経過を見た第3章の図3・13（一三六ページ）で、梗塞から三〜七日後ごろ、「指の屈曲＋手首のひねり」の成績が一時的に悪化しています。ヌード博士がこれを発表したときは一時悪化の理由を説明できなかったのですが、早期に麻痺手を使いすぎるとカルシウムイオンの取り込みによって梗塞部が大きくなるという前述のラットの結果が後に報告され、そのことが原因ではないかと考えられるようになりました。

ただし、麻痺筋の使用によって一次運動野の破壊が進むかどうかについて、現在のところヒトでのデータはありません。梗塞の直後、無理に麻痺筋を動かせば破壊が起こる可能性はありますが、はげしい運動をしない限り、重篤な変化は起こらないのではないでしょうか。いまのところ、ヌード博士の言うように、心配することはないと思われます（一三三ページ参照）。

ただ、多少慎重に考えると、早期にリハビリテーションをおこなうのがよいかどうか、確かなことは今後の研究成果を待たねばならないというのが本当のところだと思います。ですから、数日を争うほど急いでリハビリテーションをしなければならないかどうかは、患者さんの症状次第という部分もありますので、医師に判断を任せるのがよいでしょう。

一方、毎日リハビリテーションをおこなうことについては、そのほうがよいと思われますが、それをきちんと調べた研究報告は、おそらくまだありません。現在、土日祭日もリハビリテーションをおこなっている病院が増加しつつあります。

治療を受けるとよい病院

国際的に発表された研究報告を総合すれば、脳卒中を専門にあつかう病棟でリハビリテーションを含めた専門チームによる多角的アプローチをおこなえば、患者の機能はより改善され、在院日数が短くなる、つまり治療効果があがることが明らかになっています（五二ページ参照）。この多角的アプローチをおこなうチームは**脳卒中ユニット**とよばれています。したがって、発症後早期（急性期）に脳卒中ユニットのある病院で治療を受けるのが望ましいといえるでしょう。

しかし、どの病院も、自分のところに脳卒中ユニットがあることを宣伝・広告することは、医療に関する法律で禁じられています。ですから、一般の人が脳卒中ユニットのある病院を見つけることは、容易なことではありません。また、ふつうの病院には、まず存在しません。

二〇〇〇年から、回復期リハビリテーション用の病棟に、保険診療の特定入院料が認められていますが、こういった病棟のあるリハビリテーション病院には急性期に治療を受けた病院から転院するのが一般的な流れです。インターネットのウェブサイトにも記載してあります（全国回復期リハビリテーション病棟連絡協議会、http://www.rehabili.jp/　五六ページ参照）。

ところで、最近「リハビリテーション病院」をうたう病院も増えてきましたが、じつは、「リハビリテーション病院」にははっきりとした定義はありません（五五ページで説明したものは、「回復期リハビリテーション病棟入院料」を算定できる条件であり、リハビリテーション病院の定義ではありません）。特別の規定があるわけではないので、どんな医療をおこなうか、どんなスタッフがいるかは、病院によって違います。

「施設」に限っていえば、定義があります。厚生労働省が定めている「リハビリテーション施設基準」のうち、いちばん充実しているのが「総合リハビリテーション施設（A）」で、理学療法士五名以上、作業療法士三名以上が常勤し、四〇〇平方メートル以上のリハビリテーション専用施設のある病院、となっています。しかし、この基準を満たしていても、脳卒中ユニットが機能しているとは限りません。

結局、ベストと思われる選択は、「総合リハビリテーション施設（A）」を備えたリハビリテーション病院で、脳卒中ユニットと回復期リハビリテーション病棟をもつところになります。ただ実際には、そのような病院はほとんどありませんから、次善の病院へ行くことになるでしょう。

病院の評価

よい病院かどうかを見分けるのに、財団法人「日本医療機能評価機構」（http://jcqhc.or.jp/html/index.htm）の評価が参考になります。ここは、病院を評価し、病院をよくするために努力している組織で、一九九三年に設立され、一九九七年から病院機能評価事業をおこなっています。ここで評価され、認定された病院は、よい病院といえるでしょう。

病院管理のプロであるサーベイヤー（調査官）がいて、療養環境、患者サービス、医療の質、看護の適切さ、管理運営の合理性を調べて点数をつけ、よければ認定証を出します。ですから、認定された病院は、よい病院と考えてよいでしょう。全国に一般病院は約九〇〇〇ありますが、認定された病院は、二〇〇五年九月現在で、一七七〇ほどです。

この機構はリハビリテーション体制の評価もしており、実際に認定を受けているリハビリテーション病院もあります。認定を受けている病院のほうが、そうでない病院よりも、よい病院といえます。

認定された病院は、日本医療機能評価機構のホームページの「認定病院一覧」から調べることができます。地域や病院名から検索が可能です。かかりたいと思っている病院に、この認定を受けているか問い合わせるのもいいでしょう。病院に電話で聞けば教えてくれます。病院によっては、人目につきやすいところに認定証が置いてあります。

体験記

最後に少し触れておきますが、リハビリテーションでよくなった体験報告の手記が数多く出版されています。これらは医学的な記載が不十分なものが多いので、読んで参考になることは多くありません。

しかし、医学的には参考にならなくても、なかには、リハビリテーションに立ち向かう勇気を奮い起こさせてくれる本があります。たとえば、リハビリテーションクリニックの院長の夫人で、大学付属病院の婦長が、脳卒中になって復職されるまでの体験記が発行されています。これには、リハビリテーションの参考になることが、具体的に書かれています（『リハビリ医の妻が脳卒中になった時』長谷川幸子、長谷川幹著。日本医事新報社、一九九九年）。

他人の体験記を読んで、自分の症状、治療との違いがはっきりし、勇気づけられることは多いので、体験記を読むことはすすめられます。

おわりに

一九九六年、ヌード博士の報告を契機にリハビリテーション革命が始まってから、一〇年になろうとしています。その時期に、ブルーバックスから本書が出ることは、前頭葉の働きの研究をしてきた一神経科学者である編者（久保田競）にとって、たいへんうれしいことです。

この革命を成功させるには、脳とリハビリテーションのことを考える、優れた研究者、治療者が必要です。また、治療により恩恵を受ける一般の人の支持も必要です。ぜひ脳とリハビリテーションの関係を知って、治療を受けてほしいのです。本書が、それを助けるものになることを願います。

リハビリテーション革命の進み方は、編者（久保田競）が予想するより速いように見えます。いまや一般の医師にも、脳とリハビリテーションの関係が理解されるようになってきました。アメリカでは、一般開業医向けの医学週刊誌に、運動前野の活動とリハビリテーション訓練についての論文が掲載されたりしています（*JAMA* 292:1853-1861. 二〇〇四年一〇月二〇日号）。リハビリテーションの専門誌なら驚きませんが、一般医師向けの医学週刊誌に掲載されていることは驚きです。

編者（久保田競）のライフワークは、サルの前頭連合野の研究ですが、一次運動野や運動前野の研究もしてきました。一九七七年、運動前野を発見し、運動の調節に関係していることを、マルセイユのシンポジウムで世界で初めて報告しました（*J Physiol* (Paris) 74:297-312, 1978.）が、出席者の反応は"intriguing"な（おもしろそうだがよくわからない）発表との評価でした。

それが一九八〇年代になって、運動前野が、運動の選択や準備、あるいは感覚刺激に反応した運動に関係していることが明らかになり、さらに一九九〇年代には、サルでもヒトでも運動前野は、運動学習や巧緻性に関わりが深いことがわかり、だれかの真似をして運動するときにも働くことも明らかになってきました。

さらに二〇〇二～三年にかけて、第2章でも紹介したように、脳にダメージを受けて運動麻痺が起きたときに、運動前野が一次運動野に代わって働くことをもう一人の編者（宮井一郎）らが見つけました。最近では、自分の手足が自分のものだと理解する自己意識は、運動前野でつくられることが報告されています。

運動前野には、まだわかっていない大事な働きがあると思われ、さらにどう研究が発展するか予測できない状況です。新しい人が出て、よい研究をしてほしいと思います。

運動前野の発見、そしてその機能の解明へと、脳の基礎的な研究と臨床的な研究で神経科学に貢献できたことは、幸せな研究生活でありました。

編者のひとり（宮井一郎）が勤務するボバース記念病院では一九九九年一〇月に神経リハビリテーション研究部を設立し、厚生労働科学の研究補助金の助成を受けて、脳卒中後の機能回復を促進する方法を研究してきました。

はじめは、毎年七〇〇人以上入院してこられる脳卒中の患者さんの機能回復の過程を丁寧に評価するところから始まり、脳の病変部位と回復の関連を調べ、運動前野が機能回復に重要な役割を果たしていることを見出しました。

さらに第2章にも紹介したＮＩＲＳという方法を用いて、ヒトが歩行しているときの脳活動を測定する装置を開発し、脳卒中後の歩行機能の回復に運動前野や一次運動野の活動が関係することやそれらの部位の活動がリハビリテーションによって改善することを発見しました。つまり、リハビリテーションにより脳が変わることをリアルタイムでとらえることができたわけです。

国際的にも脳のことを考えたリハビリテーションが重要視されてきています。二〇〇四年二月にニューヨークで世界中から専門家が集まって Image Recovery from Stroke（脳卒中の機能回復を画像化する）という研究会がはじめて開催されました。二〇〇五年五月には、ハンブルクで二回目の研究会が開催され、本書にも登場したヌード博士や編者（宮井一郎）も参加して、新しい知見について朝から晩まで熱心に議論がおこなわれました。

このように新しい潮流から、さらに有効なリハビリテーションの方法が生まれてくることが大いに期待され、その一端を担えていることは、臨床家として大変光栄に感じています。

最後に、ヌード博士の第3章は、二〇〇三年七月二六日に京都国立会議場で、セラピスト向けにおこなわれた講演を、内藤栄一博士と羽倉信宏君が邦訳してできあがったものであることを記させていただきます。

また、編集の労をとっていただいた堀越俊一ブルーバックス出版部長には、立案から完成まで、ふつうの編集者の三倍以上の努力をしていただきました。また、編集部員の松下友一氏には、読みやすくわかりやすい本にする努力をしていただきました。分担執筆にあたり、予期せぬ事情で三回も執筆者の変更をおこないました。その間に研究の進展があり、書き加えなければならないことが生じ、出版が大幅に遅れました。多大の協力に感謝して本書を終わります。

二〇〇五年一一月

久保田　競
宮井　一郎

23 : 393-415.

2. Sanes JN, Donoghue JP, Thangaraj V, Edelman RR, Warach S. *Science* 1995 ; **23** ; 1775-1777.
3. Asanuma H, Sakata H. *J. Neurophysiol* 1967 ; **30** ; 35-54.
4. Asanuma H. *The motor cortex*. Raven Press. New York, 1989.
5. Karni A, Meyer G, Rey-Hipolito C, Jezzard P, Adams MM, Turner R, Ungerleider LG. *PNAS* 1998 ; **95** : 861-868.
6. Nudo RJ, Plautz EJ, Frost SB. *Muscle Nerve* 2001 ; **24** : 1000-1019.
7. Candia V, Wienbruch C, Elbert T, Rockstroh B, Ray W. *PNAS* 2003 ; **100** : 7942-7946.
8. Nudo RJ, Wise BM, SiFuentes F, Milliken GW. *Science* 1996 ; **272** (5269) : 1791-1794.
9. Frost SB, Barbay S, Friel KM, Plautz EJ, Nudo RJ. *J. Neurophysiol* 2003 ; **89** : 3205-3214.
10. Burton H, Snyder AZ, Conturo TE, Akbudak E, Ollinger JM, Raichle ME. *J. Neurophysiol* 2002 ; **87** : 589-607.
11. Katayama Y, Tsubokawa T, Yamamoto T. *Stereotact Funct Neurosurg* 1994 ; **62** : 295-299.

et al. *Neuroimage* 2001 ; **14**（5）: 1186-1192.

10. Miyai I, Yagura H, Oda I, Konishi I, Eda H, Suzuki T, et al. *Ann Neurol* 2002 ; **52**（2）: 188-194.
11. Miyai I, Yagura H, Hatakenaka M, Oda I, Konishi I, Kubota K. *Stroke* 2003 ; **34**（12）: 2866-2870.
12. Miyai I, Suzuki M, Hatakenaka M, Kubota K. *Exp Brain Res* 2005, published online（DOI : 10. 1007/s00221-005-0123）.
13. Nudo RJ, Wise BM, SiFuentes F, Milliken GW. *Science* 1996 ; **272**（5269）: 1791-1794.
14. Nudo RJ, Milliken GW, Jenkins WM, Merzenich MM. *J Neurosci* 1996 ; **16**（2）: 785-807.
15. Pearson K, Gordon J. *Locomotion. In Principles of Neural Science. Fourth edition.* Eds by Kandel, Schwartz JH, Jessell TM. McGraw-Hill, New York, 2000.
16. Plautz EJ, Milliken GW, Nudo RJ. *Neurobiol Learn Mem* 2000 ; **74**（1）: 27-55.
17. Yagura H, Miyai I, Seike Y, Suzuki T, Yanagihara T. *Arch Phys Med Rehabil* 2003 ; **84**（11）: 1687-1691.
18. 宮井一郎．平成12年度厚生科学研究費補助金（長寿科学総合研究事業）総合研究報告書．高齢者神経疾患に対するリハビリテーションの方法論に関する研究．2001.

第３章

1．Sanes JN, Donoghue JP. *Annu Rev Neurosci* 2000 ;

参考文献　専門家およびより深い知識を得たい人のために

第2章

1．Duncan PW, Lai SM, Keighley J. *Neuropharmacology* 2000 ; **39**（5）: 835-841.
2．Duncan P, Studenski S, Richards L, Gollub S, Lai SM, Reker D, et al. *Stroke* 2003 ; **34**（9）: 2173-2180.
3．Foltys H, Meister IG, Weidemann J, Sparing R, Thron A, Willmes K, et al. *Neuroimage* 2003 ; **19**（2 Pt 1）: 332-340.
4．Frackowiak RSJ. *The cerebral basis of functional recovery. In Human brain mapping.* Eds by Frackowiak RSJ, Friston KJ, Dolan RJ, Mazziotta JC. Academic Press. San Diego, 1997, p275-299.
5．Jones TH, Morawetz RB, Crowell RM, Marcoux FW, FitzGibbon SJ, DeGirolami U, et al. *J Neurosurg* 1981; **54**（6）: 773-782.
6．Inaba A, Miyai I, Suzuki M, Ono T, Arita M, Kubota K. *Neurosci Res* 2003; **46**（Suppl 1）: S98.
7．Liepert J, Bauder H, Wolfgang HR, Miltner WH, Taub E, Weiller C. *Stroke* 2000 ; **31**（6）: 1210-1216.
8．Miyai I, Reding M. *Stroke Recovery and Rehabilitation. In Cerebrovascular Disease: Pathology, Diagnosis, and Management.* Ginsberg MD, Bogousslavsky J, Eds. Blackwell Scientific Publications, Malden, MA, 1998, 2043-2056.
9．Miyai I, Tanabe HC, Sase I, Eda H, Oda I, Konishi I,

〈ハ行〉

〈マ行〉

〈ラ・ワ行〉

〈タ行〉

〈ナ行〉

〈サ行〉

さくいん

〈アルファベット〉

〈ア行〉

〈カ行〉

N.D.C.491.371　206p　18cm

ブルーバックス　B-1500

脳《のう》から見《み》たリハビリ治療《ちりょう》

脳卒中の麻痺を治す新しいリハビリの考え方

2005年11月20日　第1刷発行
2015年10月1日　第13刷発行

編著者　久保田《くぼた》競《きそう》
宮井《みやい》一郎《いちろう》

発行者　鈴木　哲
発行所　株式会社講談社
〒112-8001 東京都文京区音羽2-12-21
電話　出版　03-5395-3524
販売　03-5395-4415
業務　03-5395-3615
印刷所　（本文印刷）慶昌堂印刷株式会社
（カバー表紙印刷）信毎書籍印刷株式会社
本文データ制作　講談社デジタル製作部
製本所　株式会社国宝社

ISBN4-06-257500-0

発刊のことば

科学をあなたのポケットに

二十世紀最大の特色は、それが科学時代であるということです。科学は日に日に進歩を続け、止まるところを知りません。ひと昔前の夢物語もどんどん現実化しており、今やわれわれの生活のすべてが、科学によってゆり動かされているといっても過言ではないでしょう。

そのような背景を考えれば、学者や学生はもちろん、産業人も、セールスマンも、ジャーナリストも、家庭の主婦も、みんなが科学を知らなければ、時代の流れに逆らうことになるでしょう。

ブルーバックス発刊の意義と必然性はそこにあります。このシリーズは、読む人に科学的に物を考える習慣と、科学的に物を見る目を養っていただくことを最大の目標にしています。そのためには、単に原理や法則の解説に終始するのではなくて、政治や経済など、社会科学や人文科学にも関連させて、広い視野から問題を追究していきます。科学はむずかしいという先入観を改める表現と構成、それも類書にないブルーバックスの特色であると信じます。

一九六三年九月

野間省一